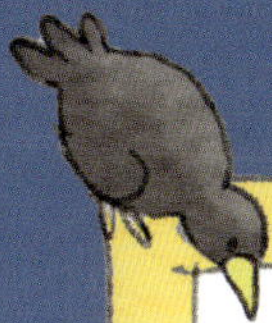

Für

.................................

zu deiner Taufe am

............................

von

.................................

Meine liebsten Kindergebete zur Taufe

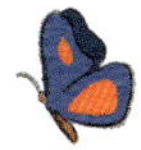

**Kerstin M. Schuld** liebte schon als Kind das Zeichnen und Malen. Dennoch studierte sie zunächst Jura, arbeitete danach aber als freischaffende Künstlerin. Seit 2002 ist sie als Illustratorin und Autorin erfolgreich für verschiedene deutsche Verlage tätig. Sie lebt in Rüsselsheim.

# MEINE LIEBSTEN
# KINDERGEBETE ZUR TAUFE

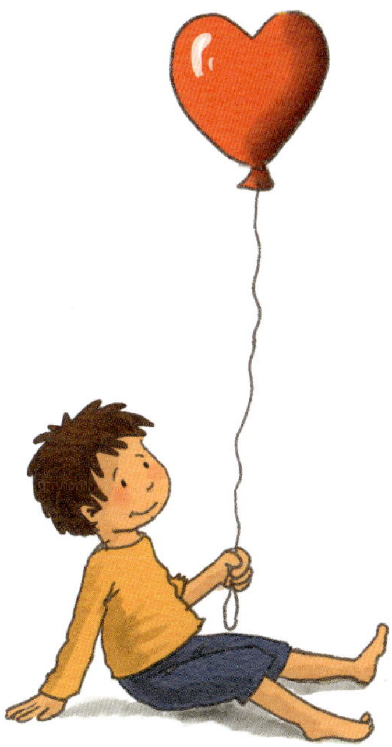

Mit Bildern von
Kerstin M. Schuld

Wie fröhlich bin ich aufgewacht!
Wie hab ich geschlafen so sanft die Nacht.
Hab Dank, im Himmel du Vater mein,
dass du hast wollen bei mir sein.
Behüte mich auch diesen Tag,
dass mir kein Leid geschehen mag.
Volksgut

In Gottes Namen steh ich auf,
Herr Jesus, leite meinen Lauf,
begleite mich mit deinem Segen,
behüte mich auf allen Wegen.
Volksgut

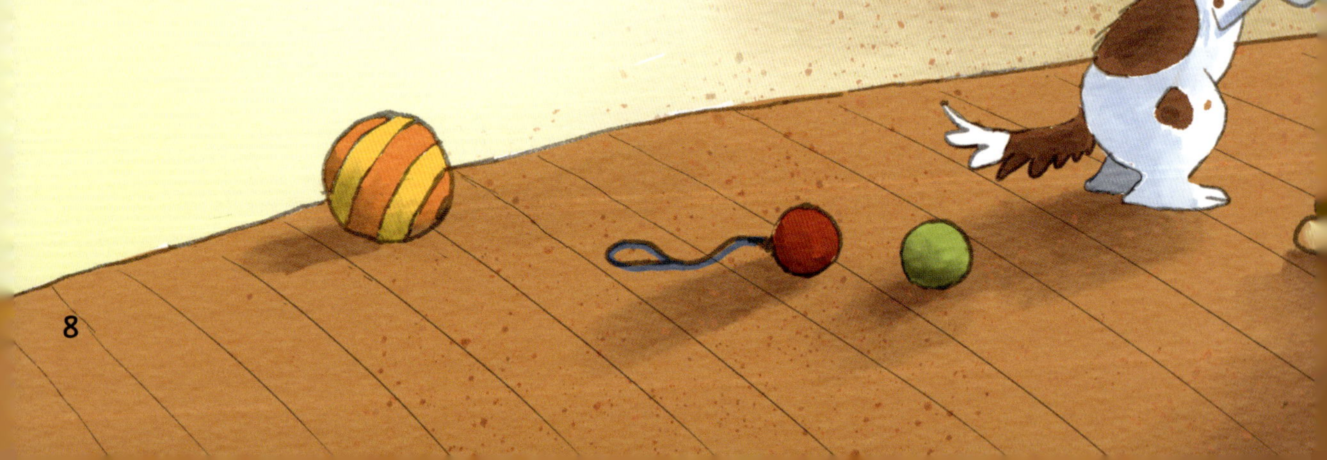

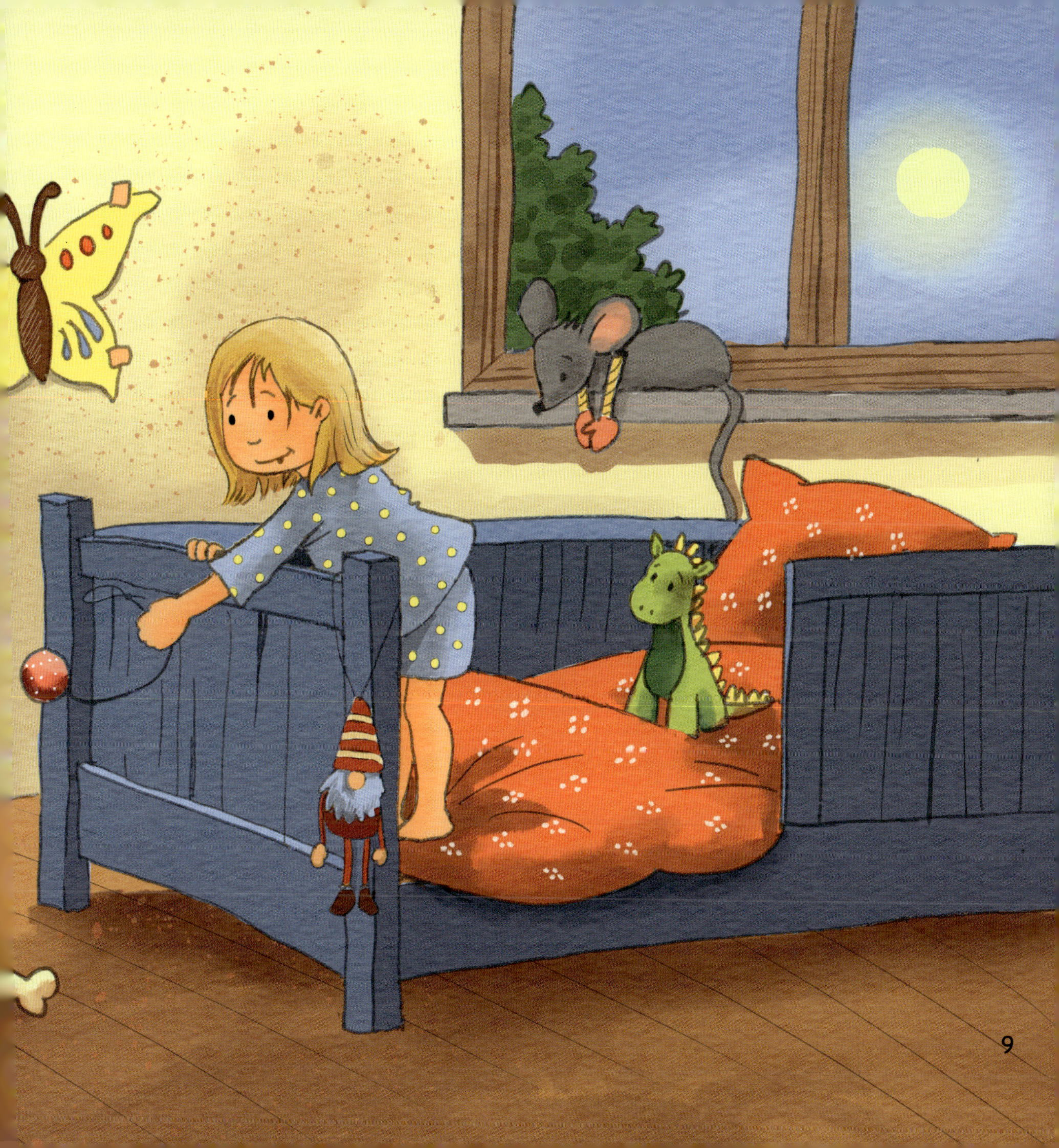

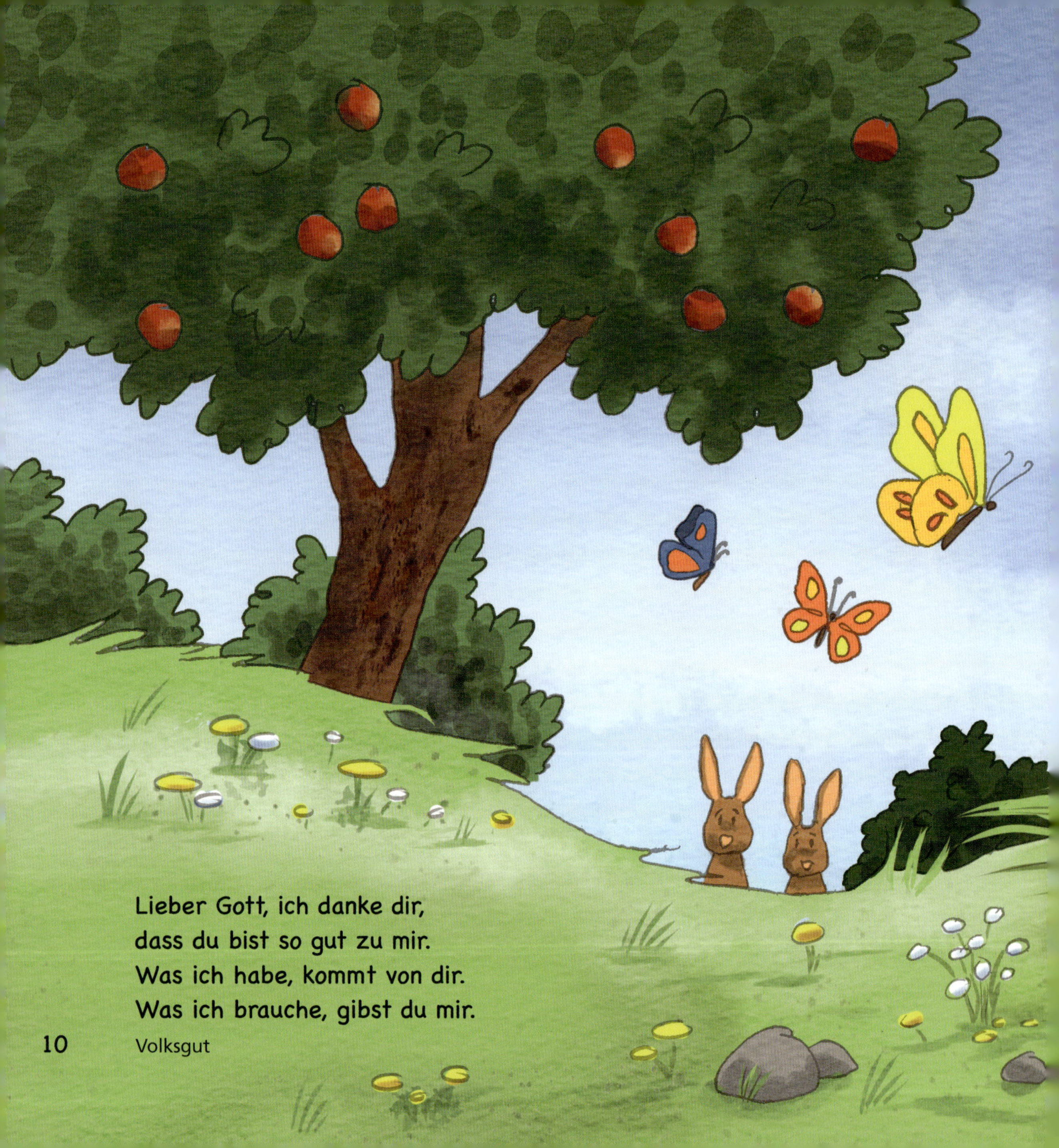

Lieber Gott, ich danke dir,
dass du bist so gut zu mir.
Was ich habe, kommt von dir.
Was ich brauche, gibst du mir.

Volksgut

Was ich habe, kommt von dir,
was ich brauche, gibst du mir.
Was ich sehe, ruft mir zu:
Gott, wie groß, wie gut bist du!

Volksgut

Halte zu mir, guter Gott,
heut den ganzen Tag.
Halt die Hände über mich,
was auch kommen mag.

Volksgut

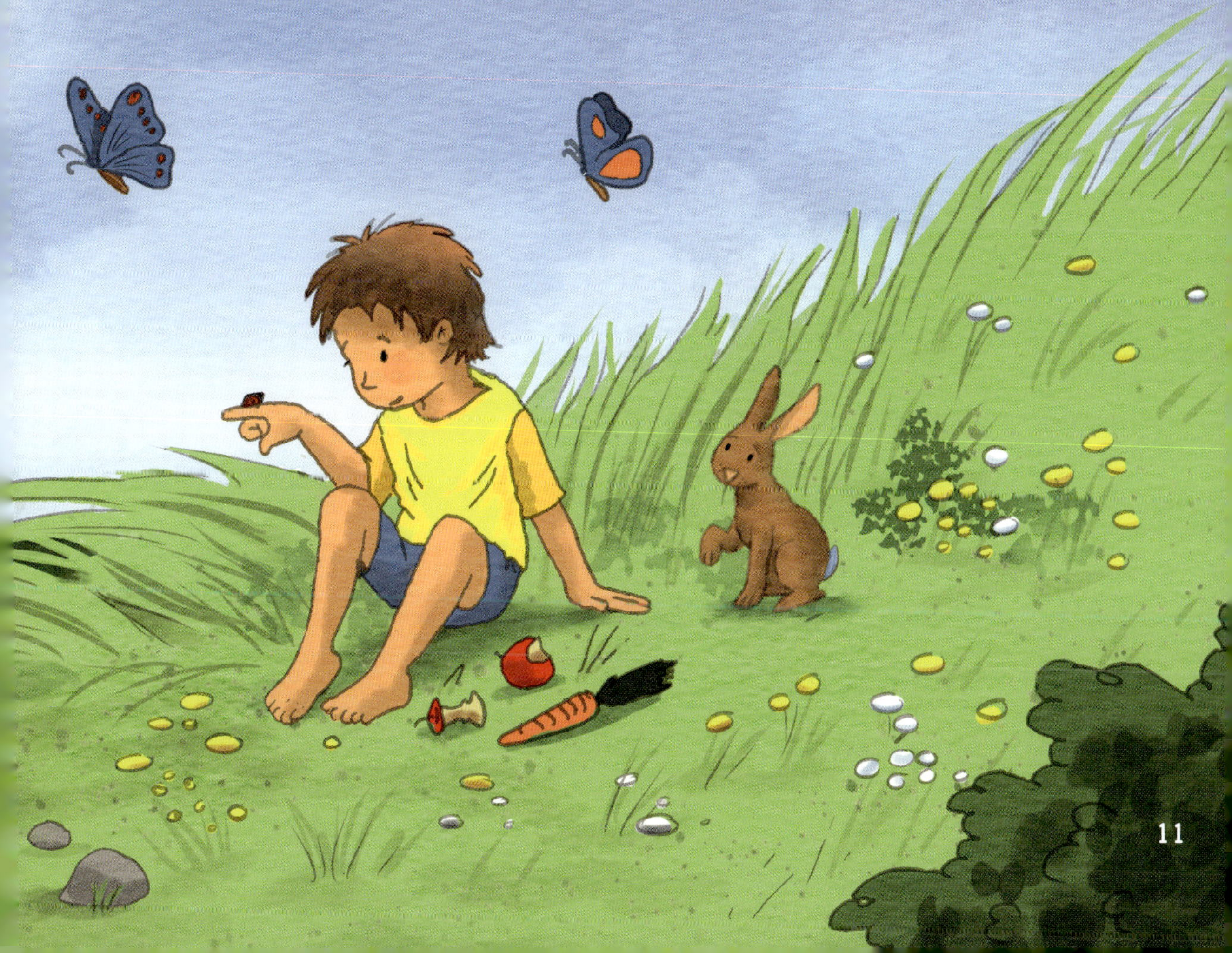

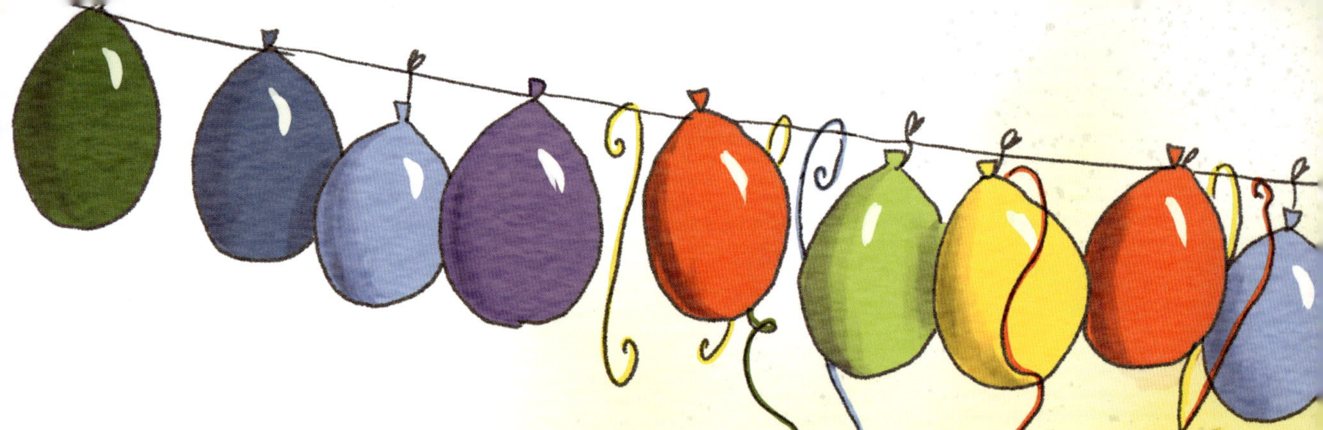

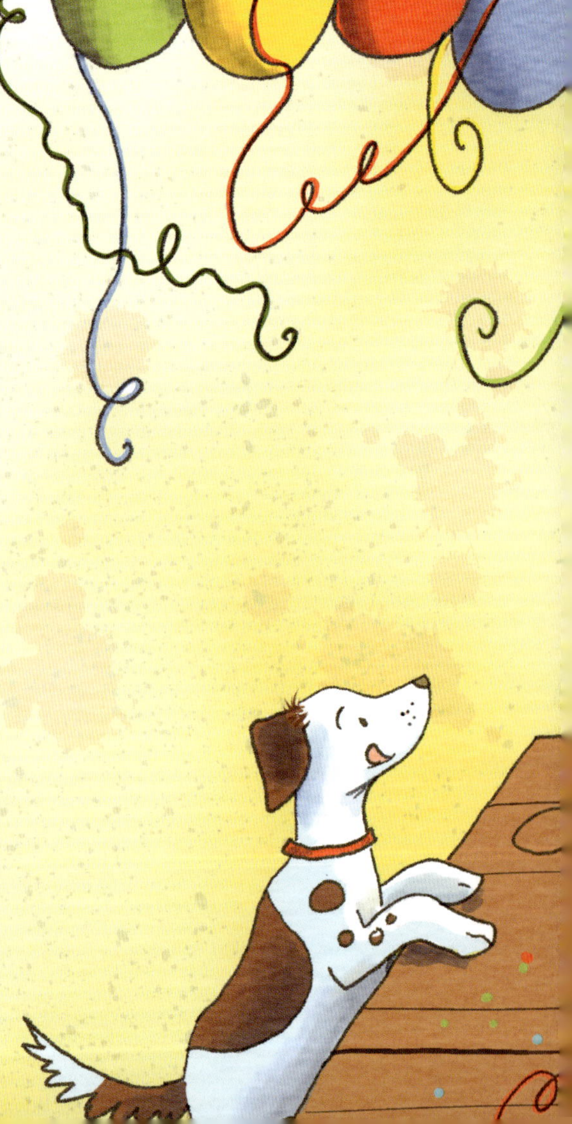

Lieber Gott, ich danke dir,
für mein schönes Leben.
Jeder neue Tag ist mir
als Geschenk gegeben.

Lieber Gott, ich lade ein
zum Geburtstagsfeste.
Lass uns heute fröhlich sein,
schütze meine Gäste.

Erwin Grosche

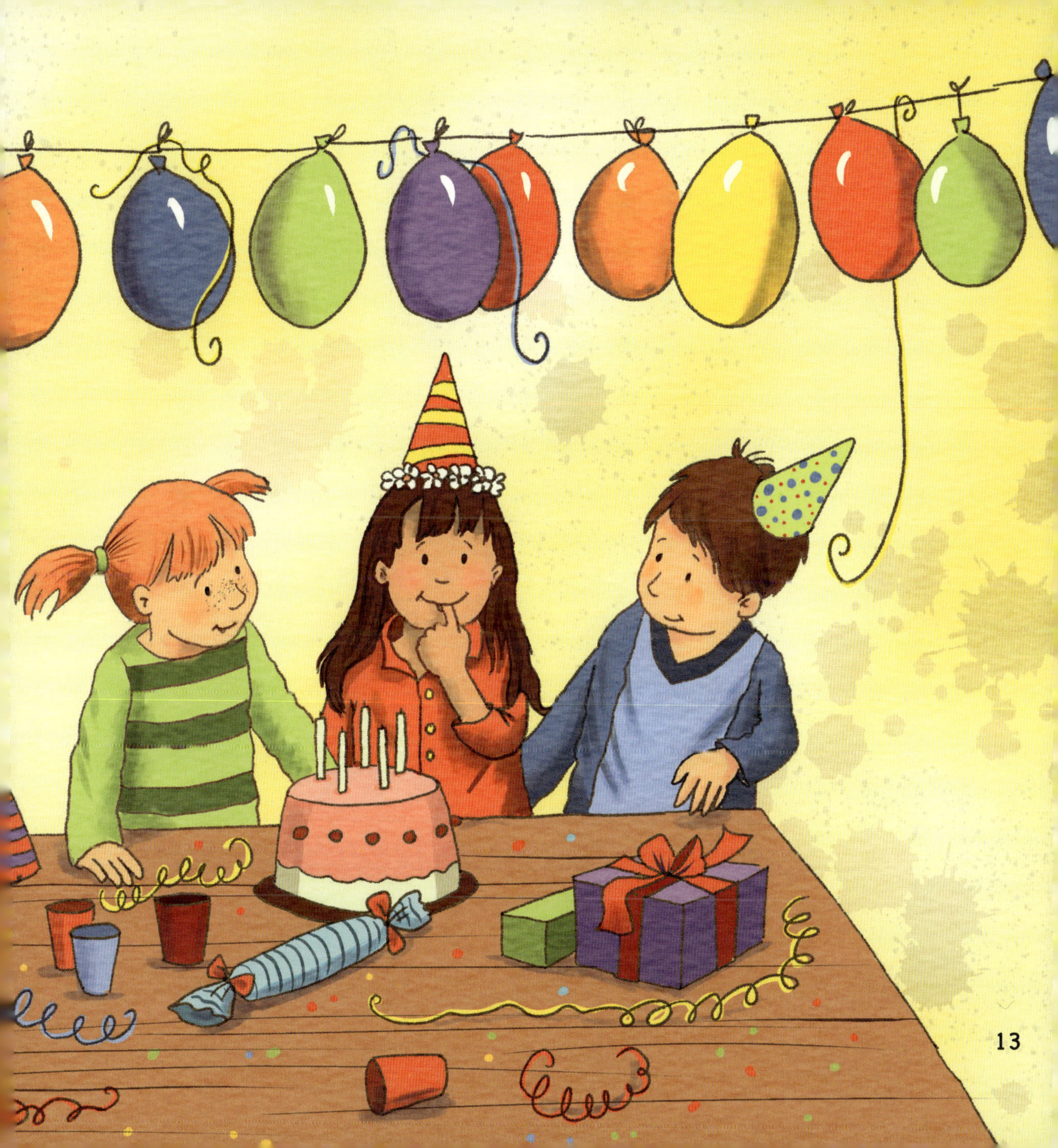

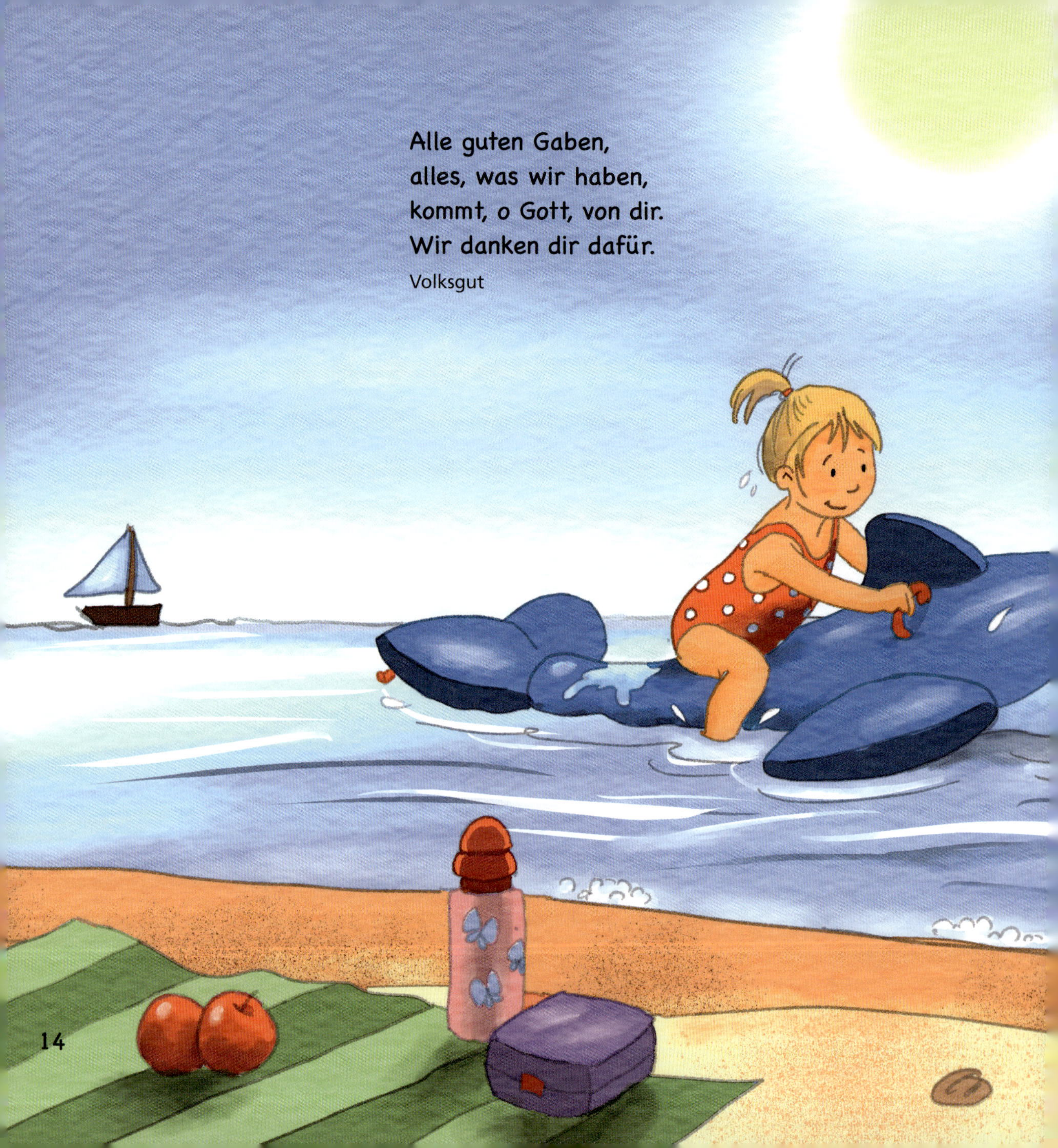

Alle guten Gaben,
alles, was wir haben,
kommt, o Gott, von dir.
Wir danken dir dafür.

Volksgut

Du, lieber Gott, wie du uns liebst!
Hab Dank für alles, was du gibst:
Den Sonnenschein, das weite Meer
und alles Schöne ringsumher!

Volksgut

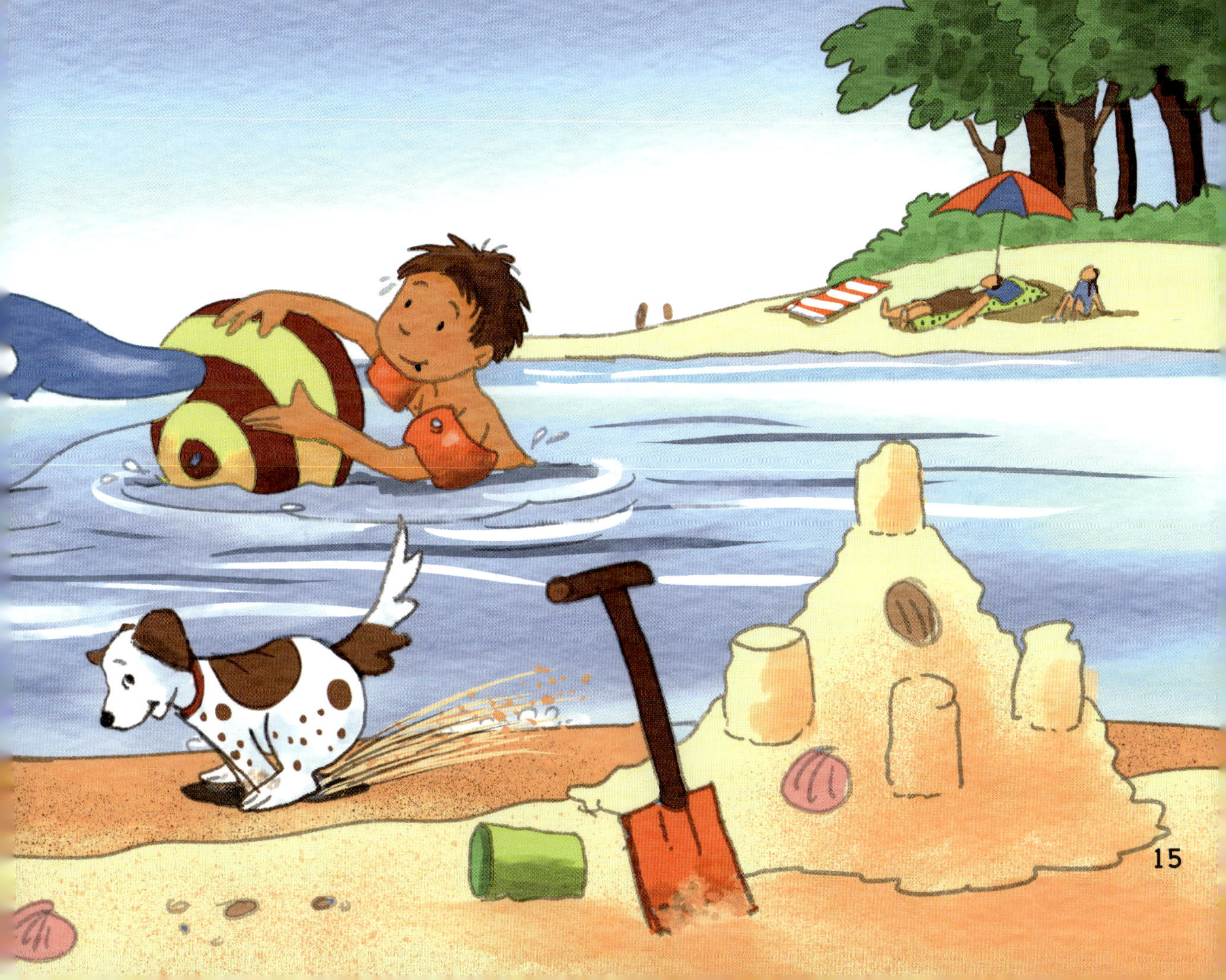

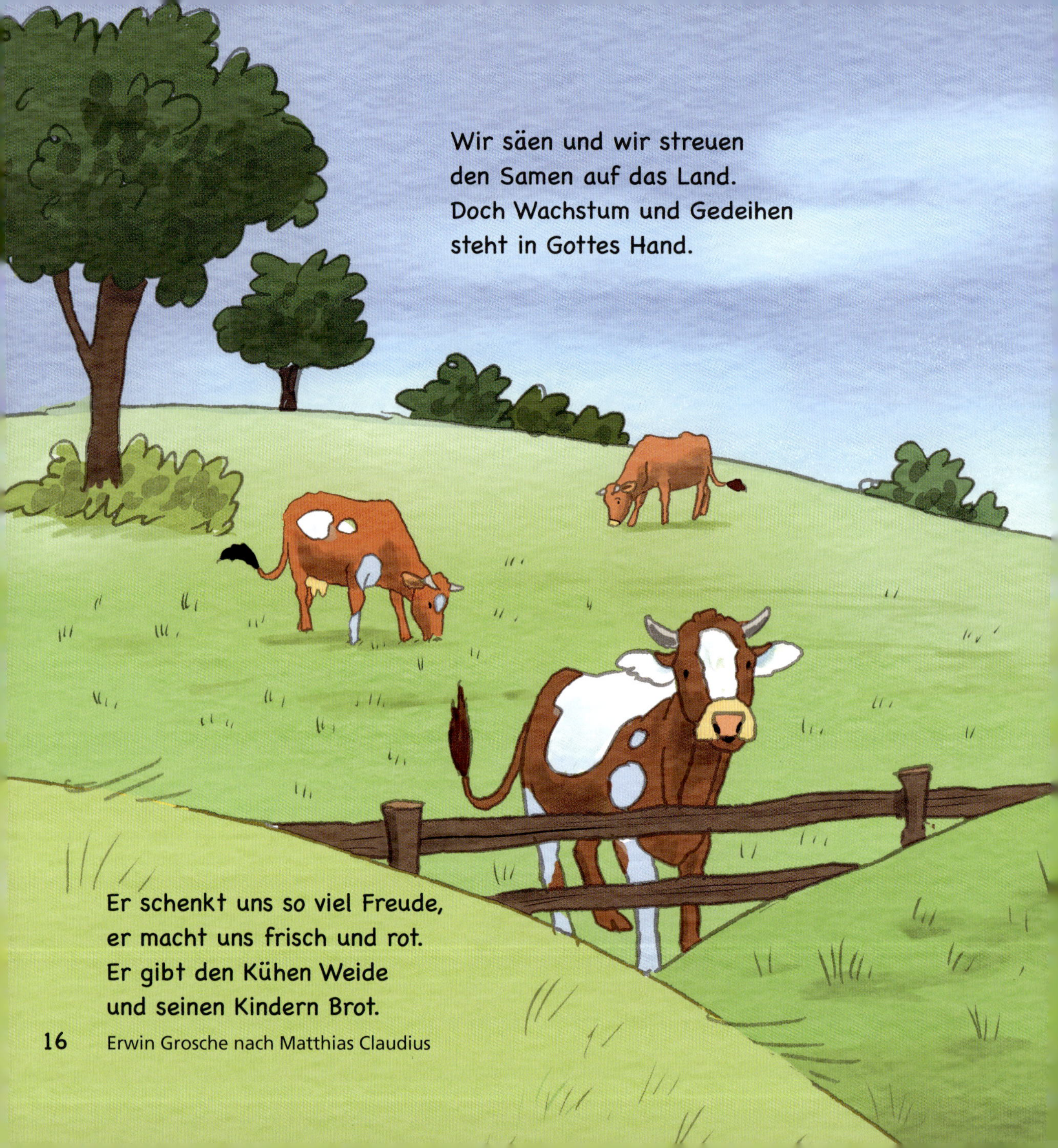

Wir säen und wir streuen
den Samen auf das Land.
Doch Wachstum und Gedeihen
steht in Gottes Hand.

Er schenkt uns so viel Freude,
er macht uns frisch und rot.
Er gibt den Kühen Weide
und seinen Kindern Brot.

Erwin Grosche nach Matthias Claudius

Ob in Sonne oder Regen
überall ist Gottes Segen.
Auch in Blumen, Bäumen, Tieren
kann ich seine Kräfte spüren.

In den Farben dieser Erde,
überall und wunderschön,
seh ich seine Sonne leuchten,
kann ich Gottes Liebe sehn.

Volksgut

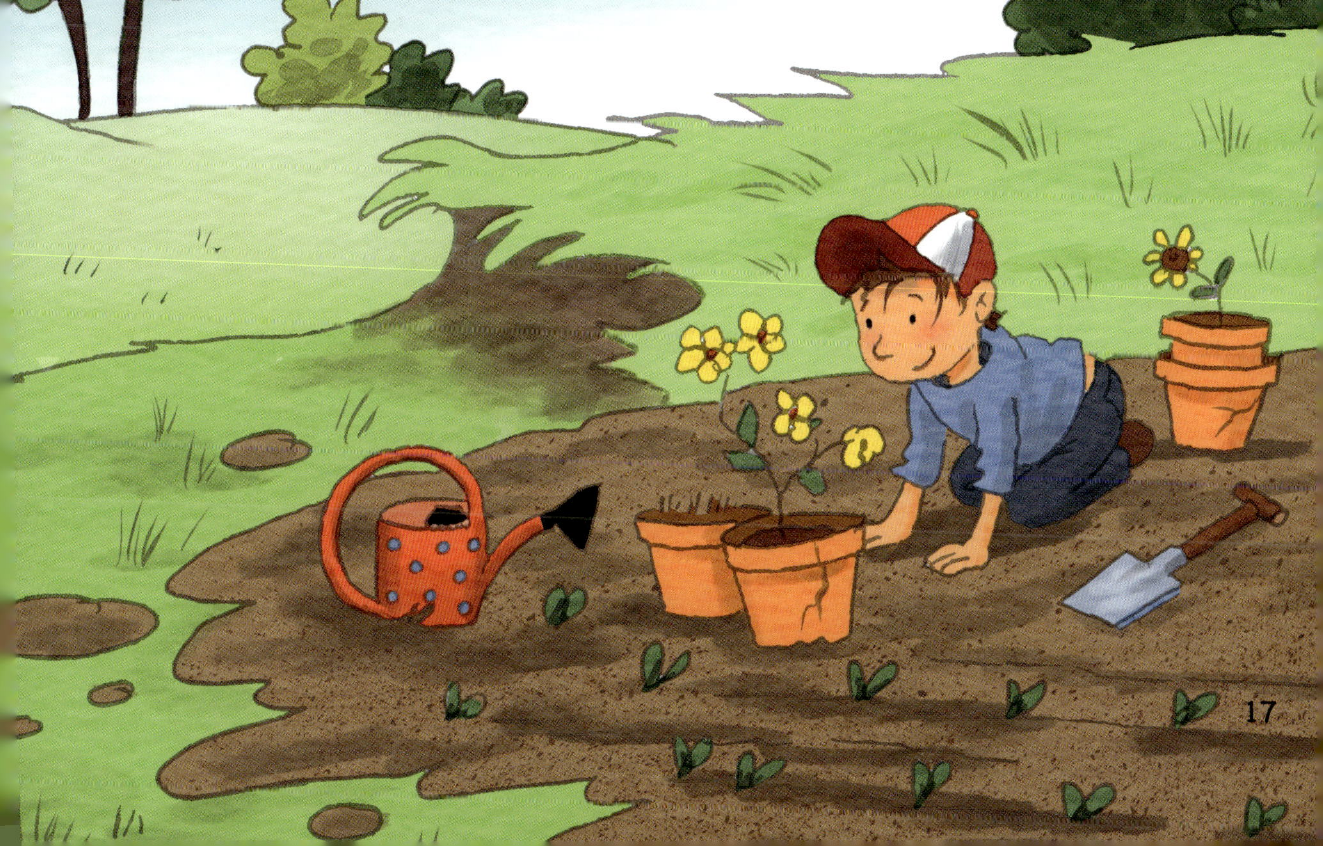

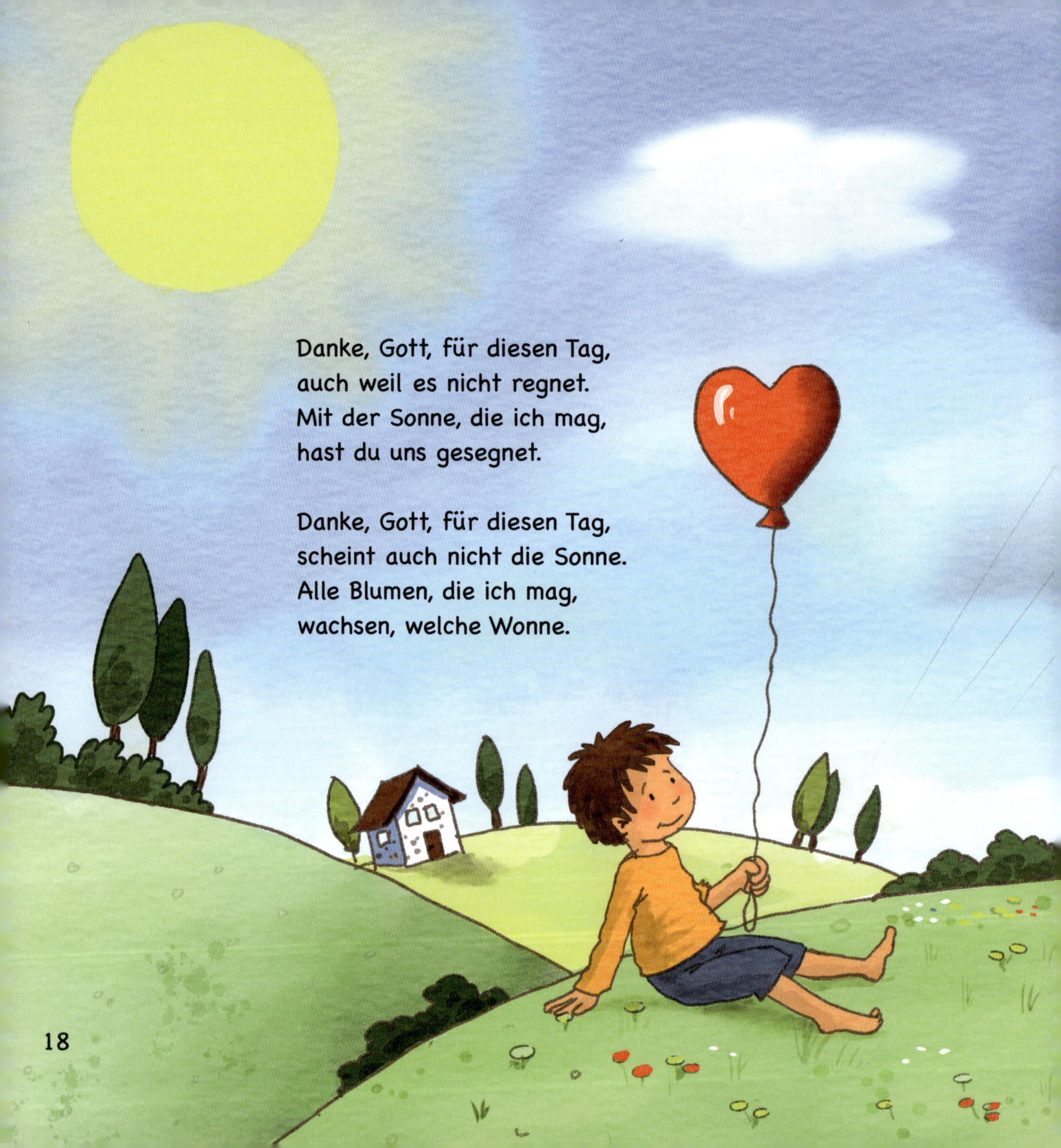

Danke, Gott, für diesen Tag,
auch weil es nicht regnet.
Mit der Sonne, die ich mag,
hast du uns gesegnet.

Danke, Gott, für diesen Tag,
scheint auch nicht die Sonne.
Alle Blumen, die ich mag,
wachsen, welche Wonne.

Danke, Gott, für diesen Tag,
auch für jedes Wetter.
Weil ich deine Erde mag
und dich, Erdenretter.

Erwin Grosche

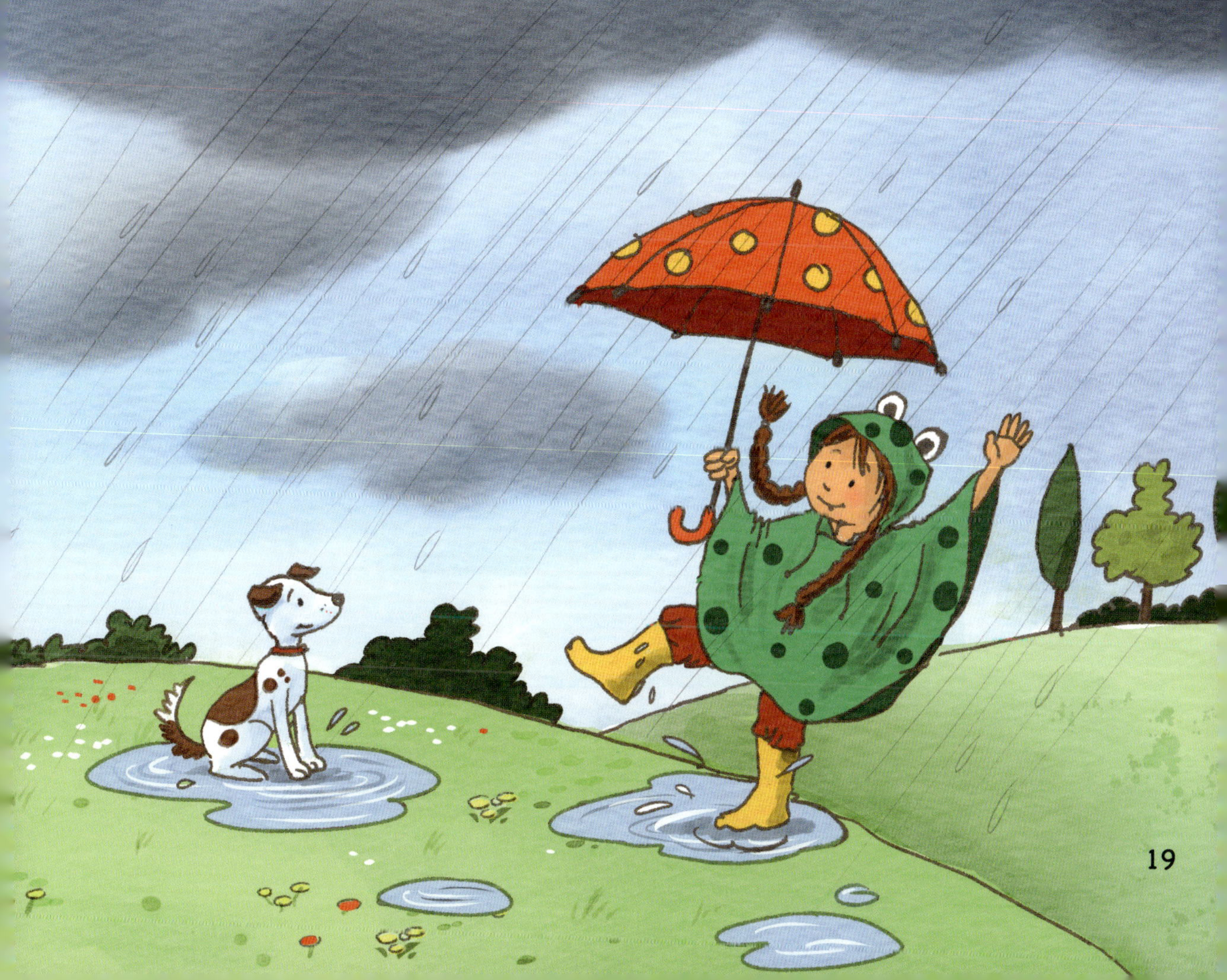

Bin nicht hungrig, bin nicht krank:
Dafür, Vater, vielen Dank!

Erwin Grosche

Herr, das hast du uns gegeben:
Gesundheit und ein frohes Leben,
zwei Augen, deine Welt zu sehn,
ein Herz, dein Wort recht zu verstehn.
Drum soll mein Mund dich ewig loben
und preisen dich, den Schöpfer droben,
zu rühmen deinen heiligen Namen
für alle Zeit und ewig Amen.

Volksgut

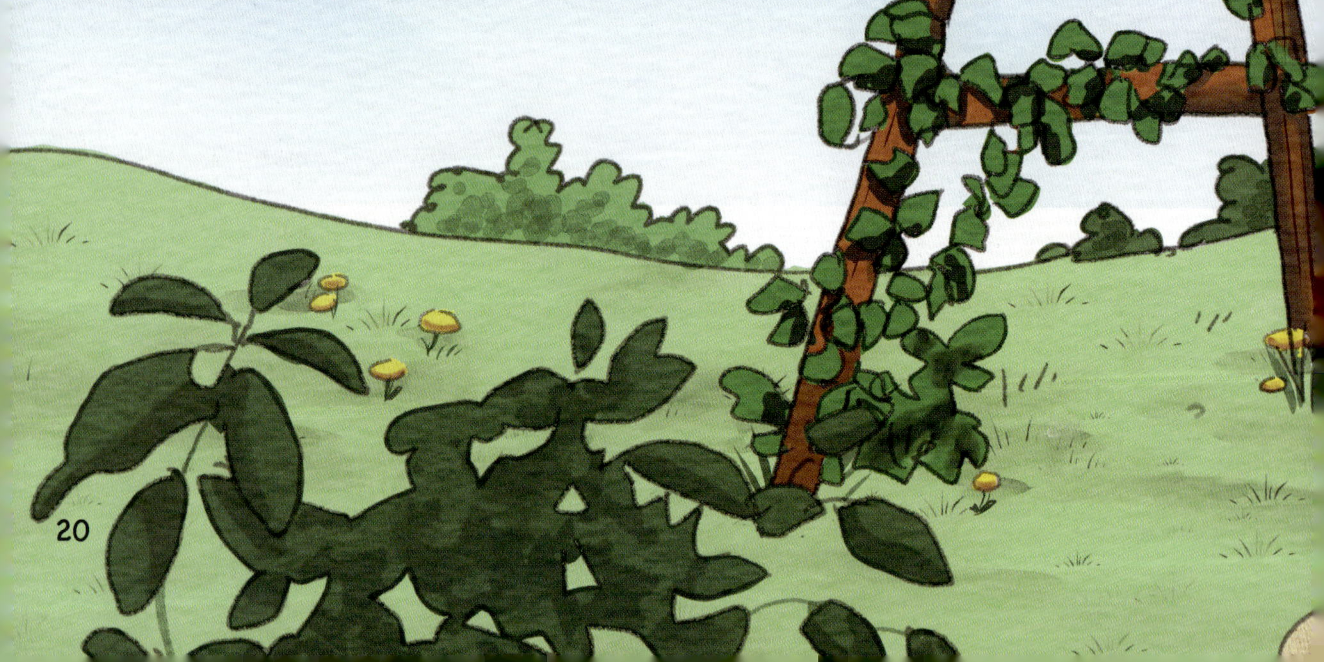

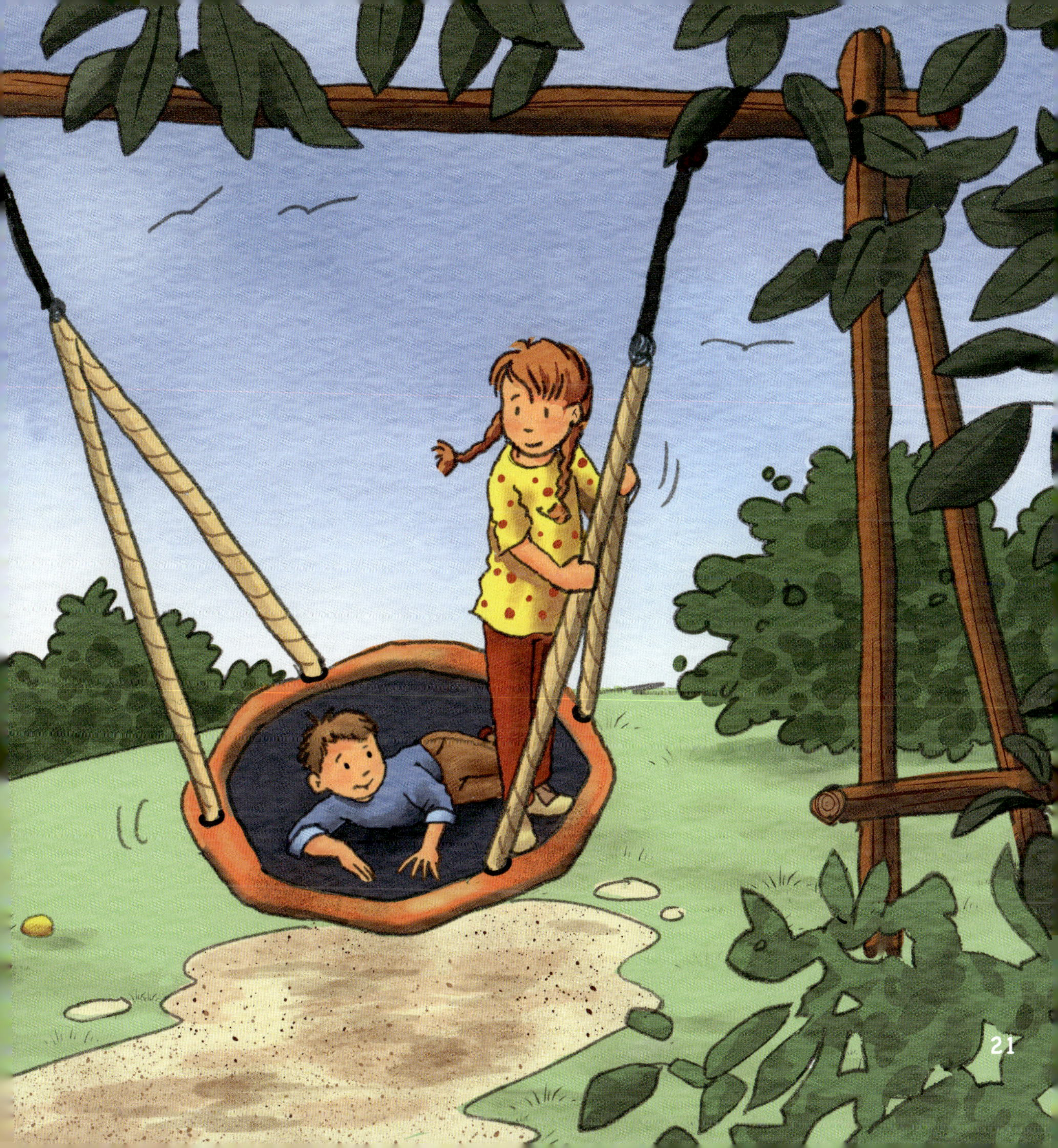

Wer hat die Sonne denn gemacht,
den Mond und all die Sterne?
Wer hat den Baum hervorgebracht,
die Blumen nah und ferne?
Wer schuf die Tiere groß und klein?
Wer gab auch mir das Leben?
Das tat der liebe Gott allein,
drum will ich Dank ihm geben.
Volksgut

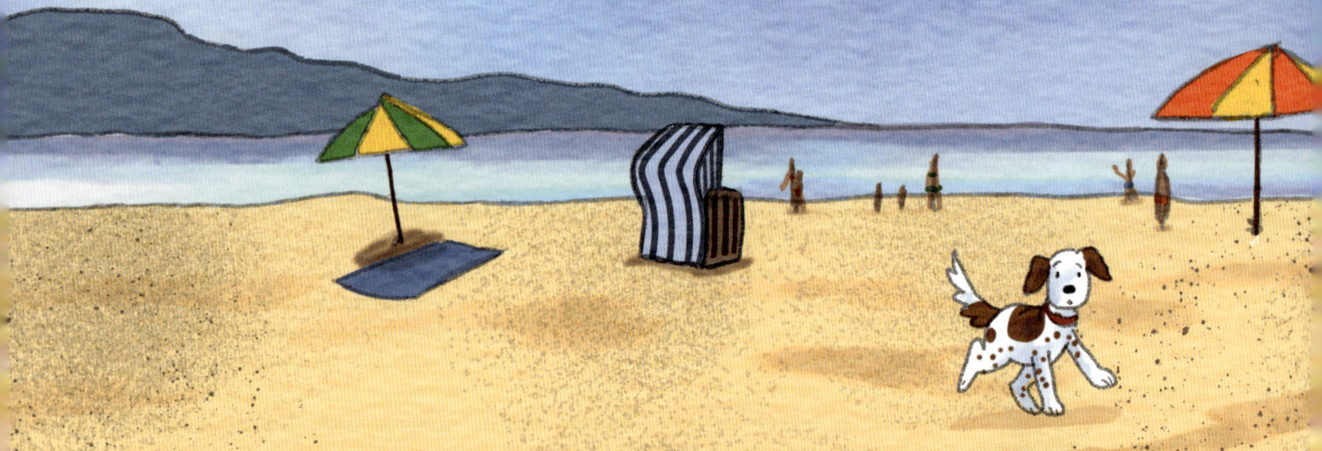

Was nah ist und was ferne,
von Gott kommt alles her,
der Strohhalm und die Sterne,
das Sandkorn und das Meer.

Von ihm sind Busch und Blätter
und Korn und Obst, von ihm,
das schöne Frühlingswetter
und Schnee und Ungestüm.

Matthias Claudius

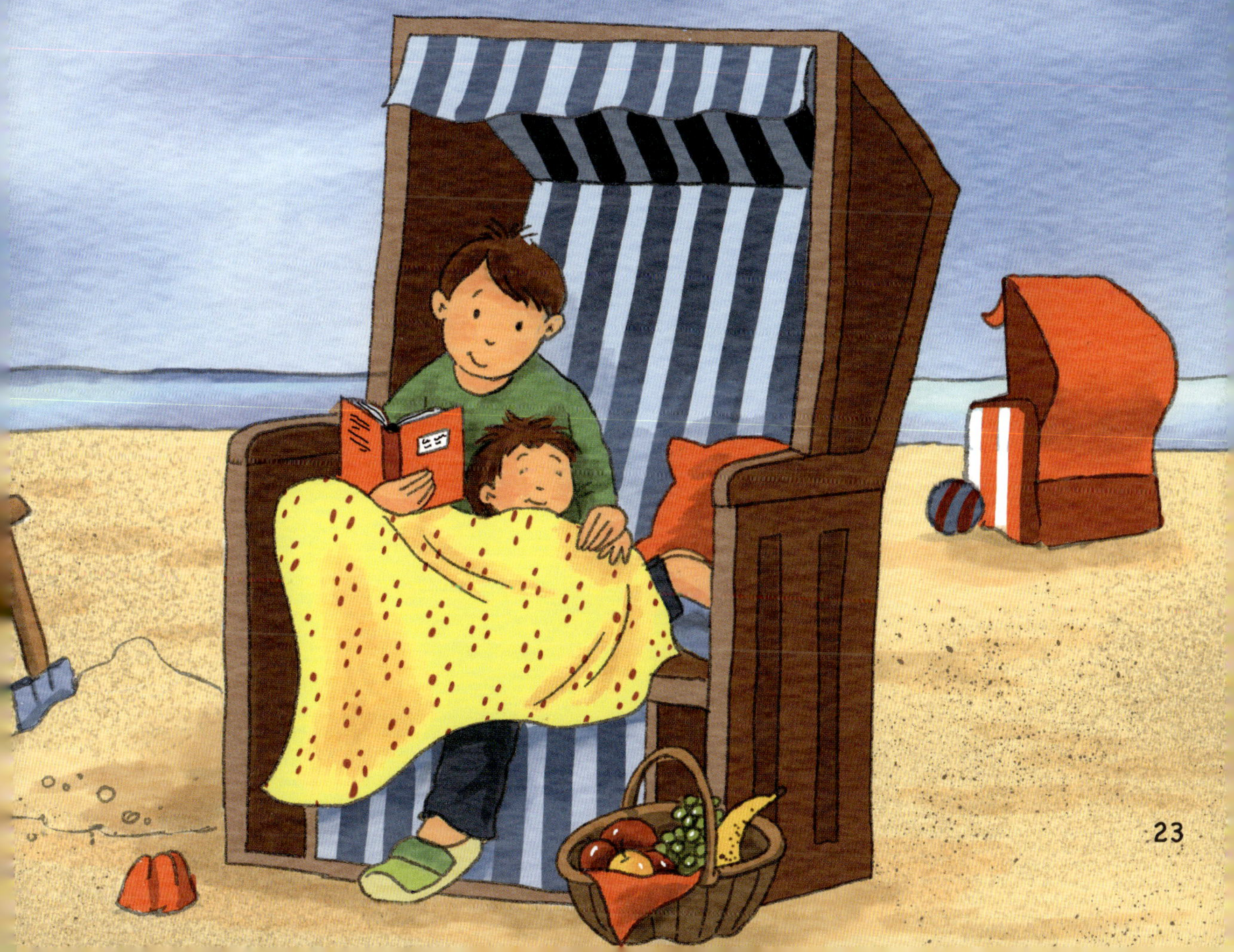

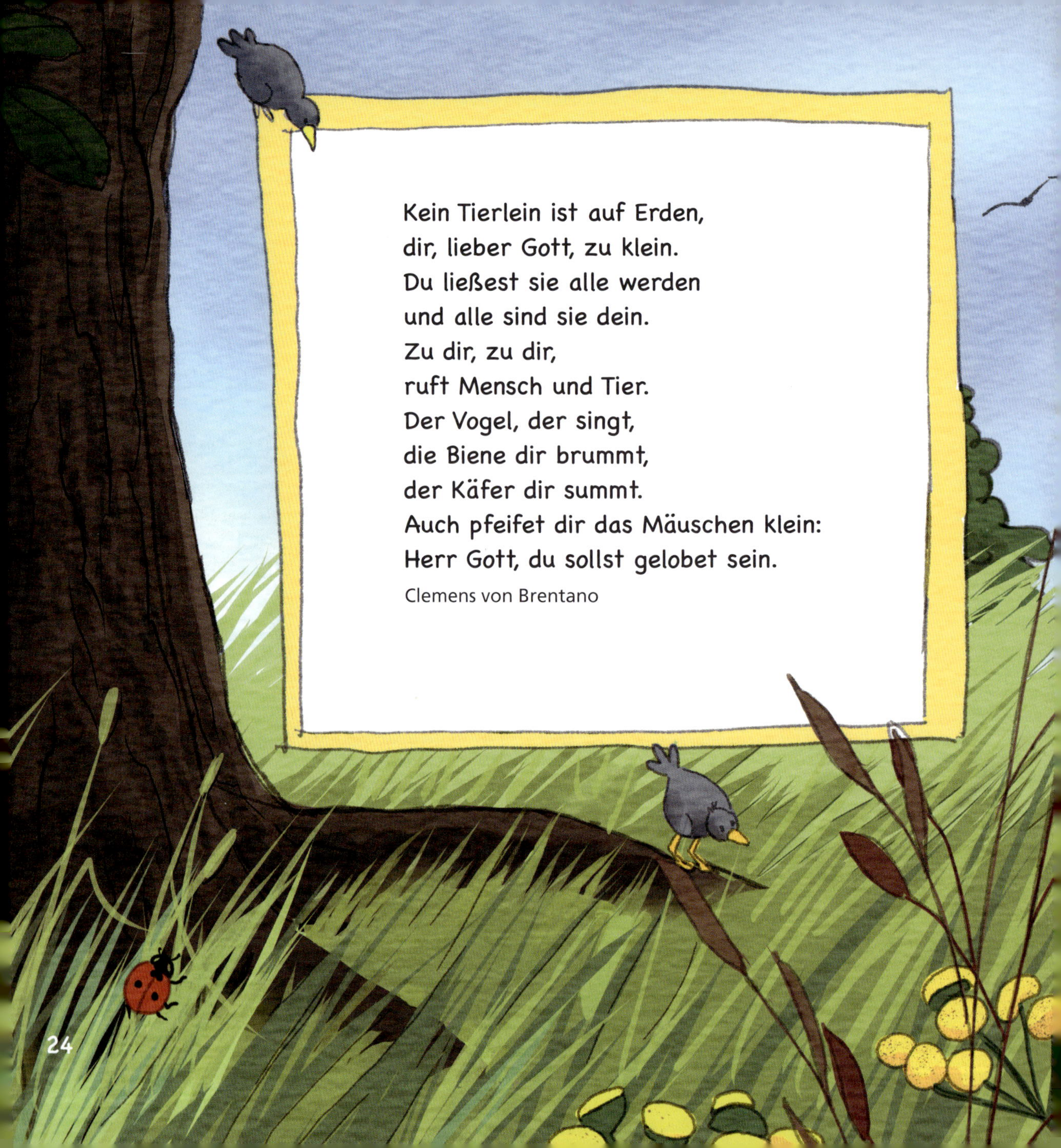

Kein Tierlein ist auf Erden,
dir, lieber Gott, zu klein.
Du ließest sie alle werden
und alle sind sie dein.
Zu dir, zu dir,
ruft Mensch und Tier.
Der Vogel, der singt,
die Biene dir brummt,
der Käfer dir summt.
Auch pfeifet dir das Mäuschen klein:
Herr Gott, du sollst gelobet sein.

Clemens von Brentano

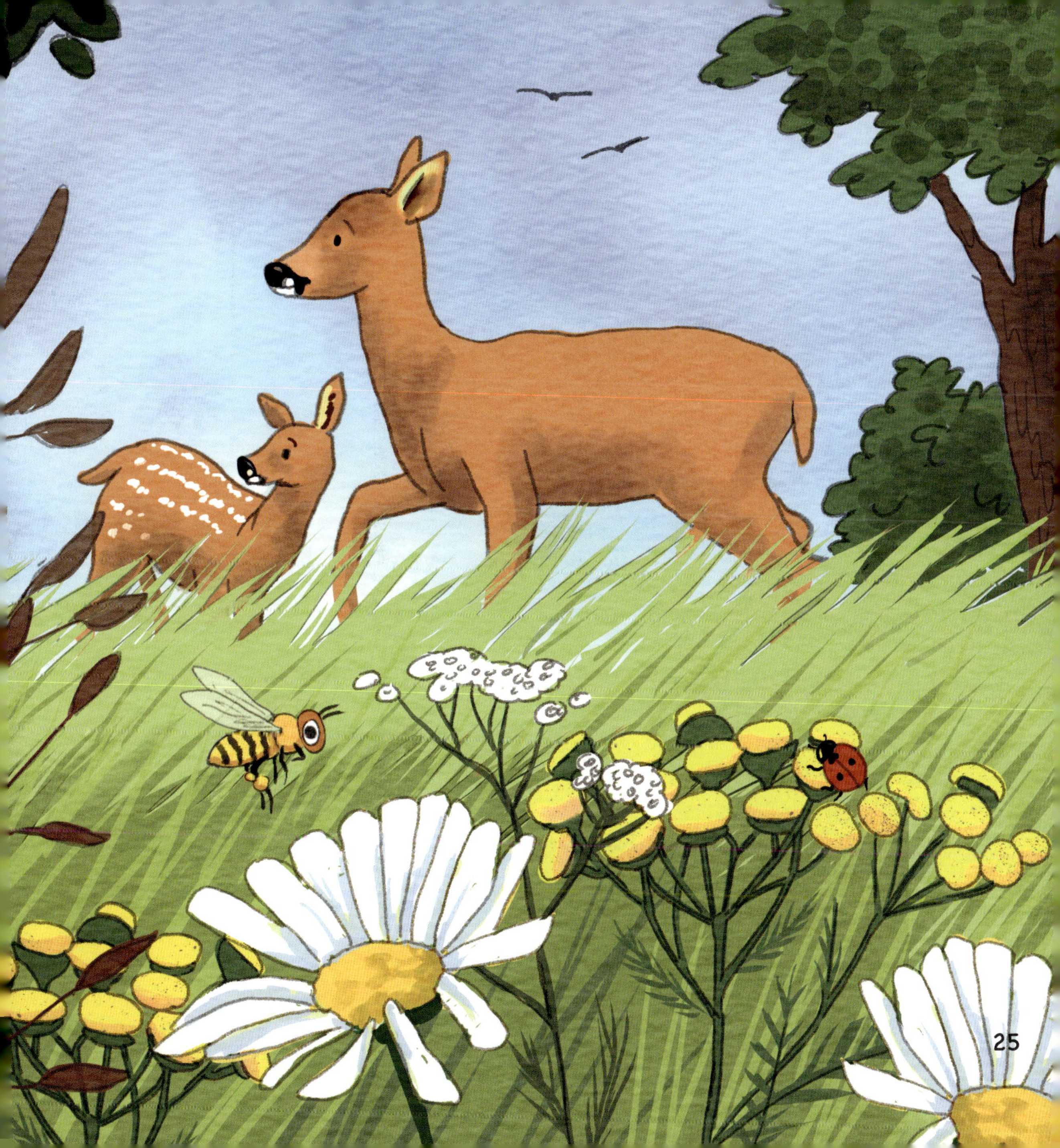

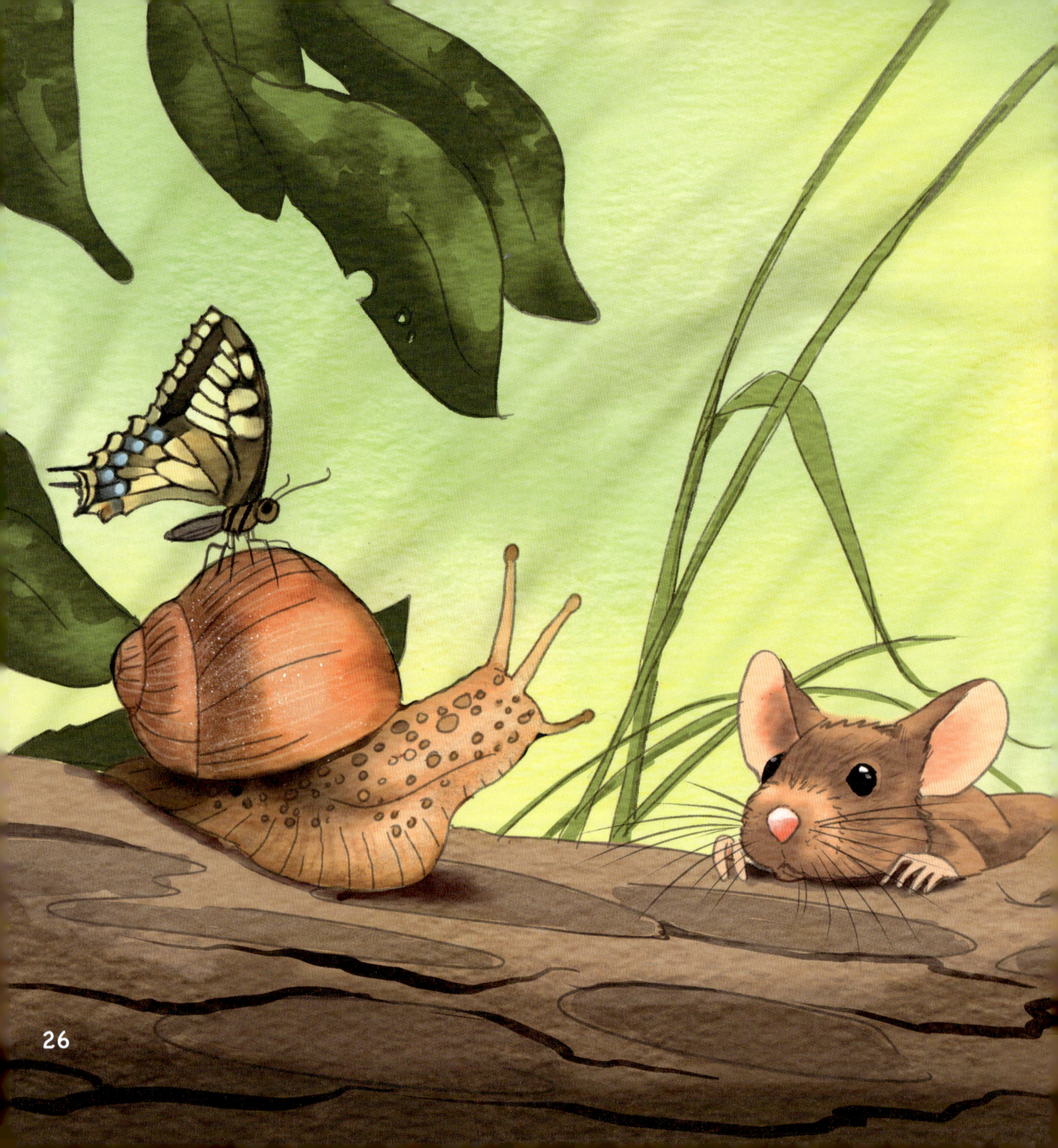

Die Schnecke hat ihr Haus,
ein Fellchen hat die Maus,
der Sperling hat die Federn fein,
der Falter schöne Flügelein.
Nun sage mir, was hast denn du?
Ich habe Kleider und auch Schuh
und Vater und Mutter
und Lust und Leben –
das hat mir der liebe Gott gegeben.

Wilhelm Hey

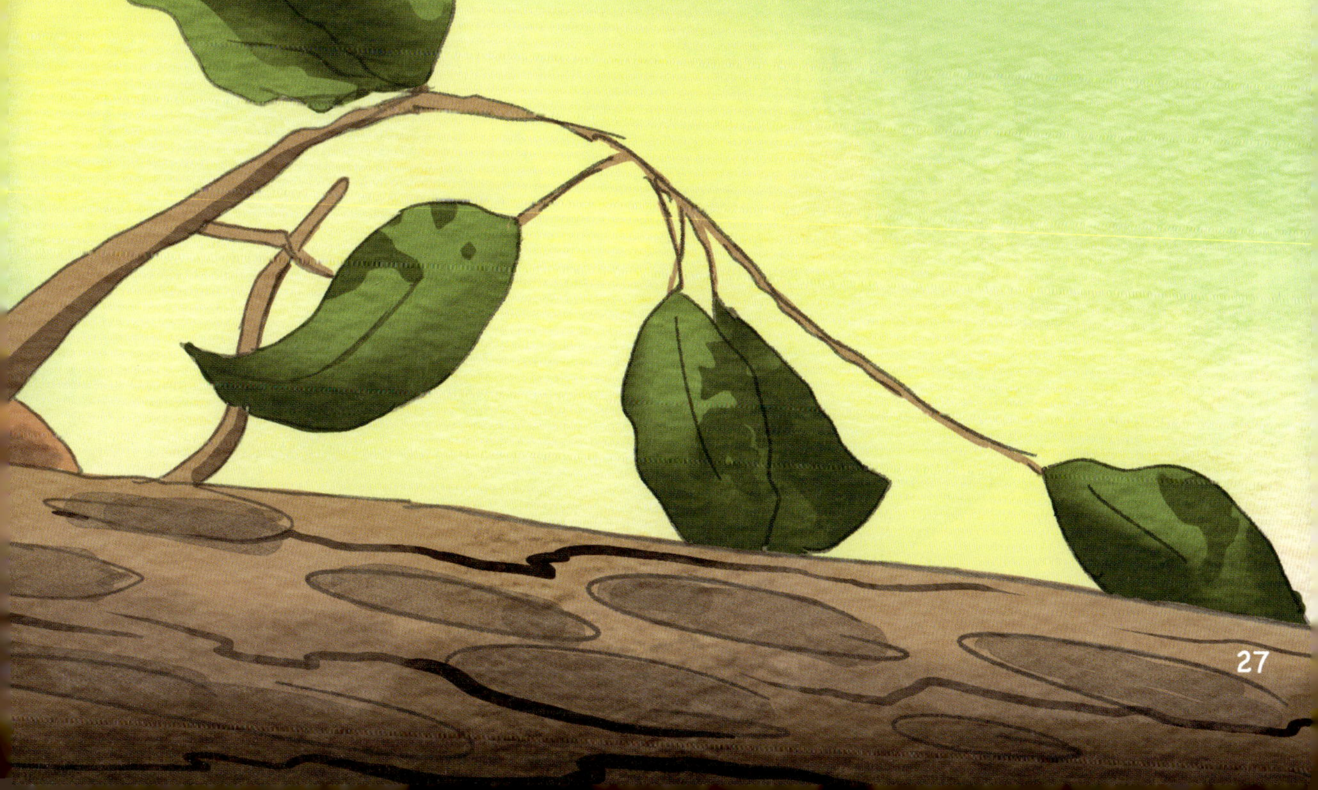

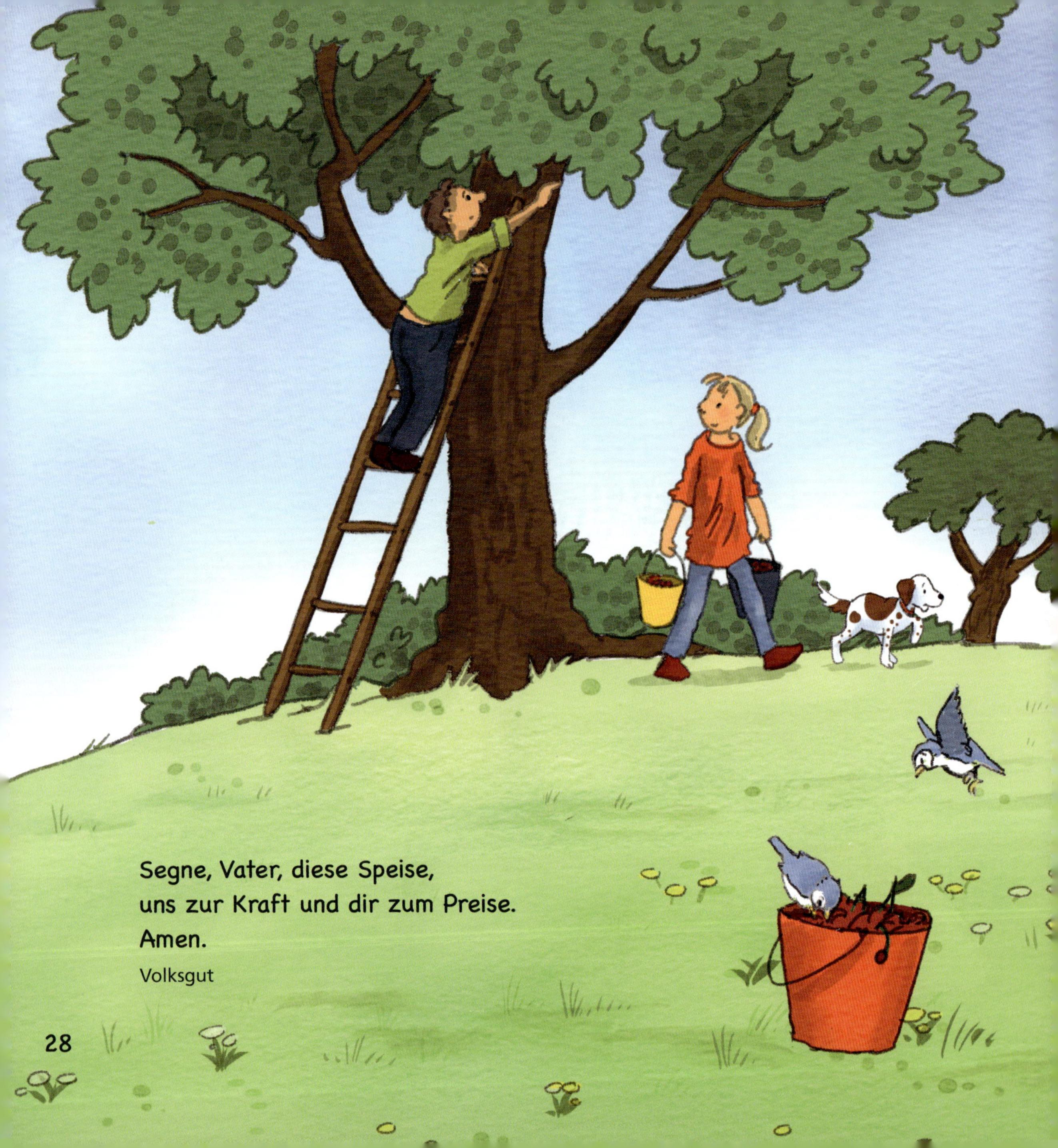

Segne, Vater, diese Speise,
uns zur Kraft und dir zum Preise.
Amen.

Volksgut

O Gott, von dem wir alles haben,
wir danken dir für deine Gaben.
Du speisest uns, weil du uns liebst,
so segne auch, was du uns gibst.

Volksgut

Komm, Herr Jesus, sei du unser Gast
und segne, was du uns bescheret hast.

Volksgut

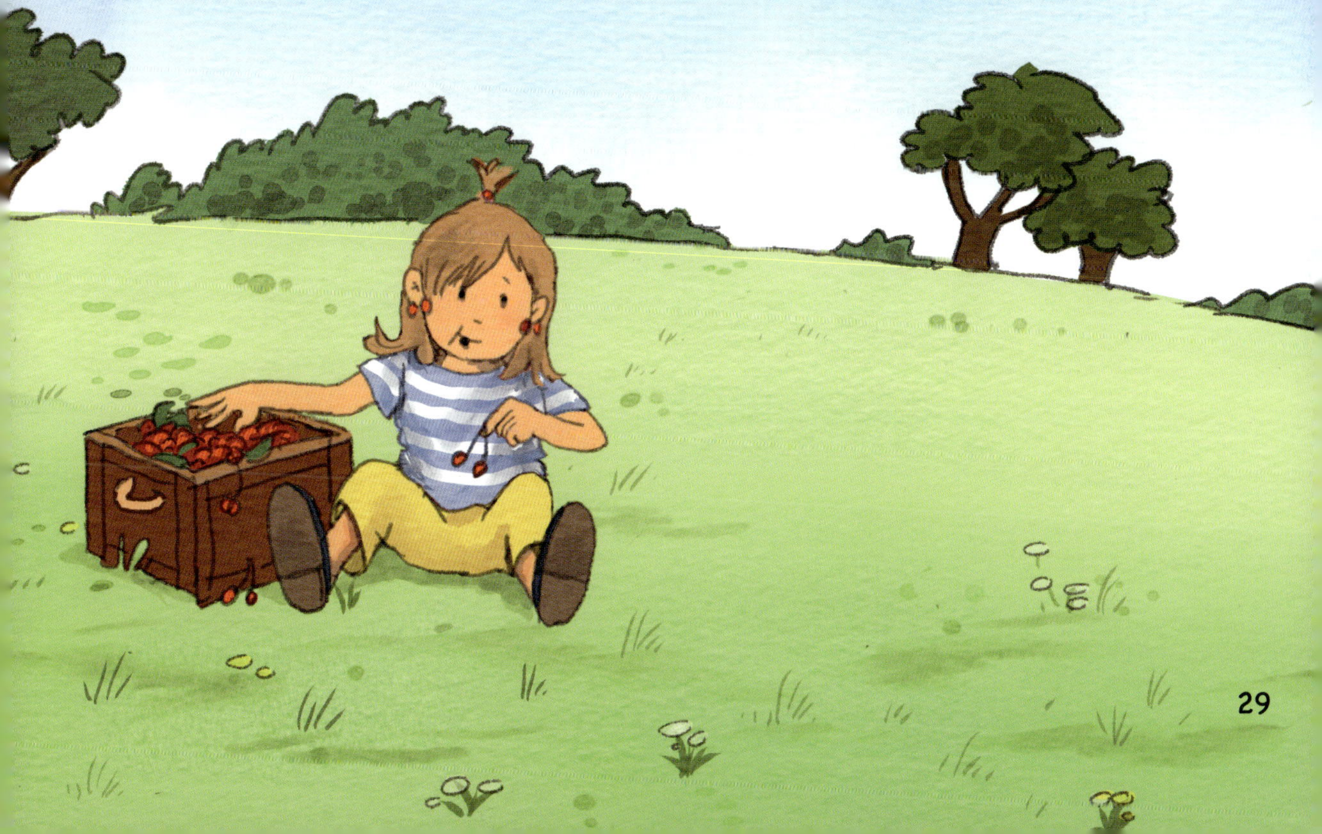

Jedes Tierlein hat sein Essen,
jedes Blümlein trinkt von dir.
Hast auch unser nicht vergessen.
Lieber Gott, wir danken dir!

Volksgut

Gott gebe mir nur jeden Tag,
so viel ich brauch zum Leben.
Er gibt's dem Sperling auf dem Dach,
wie sollt er's mir nicht geben.

Volksgut

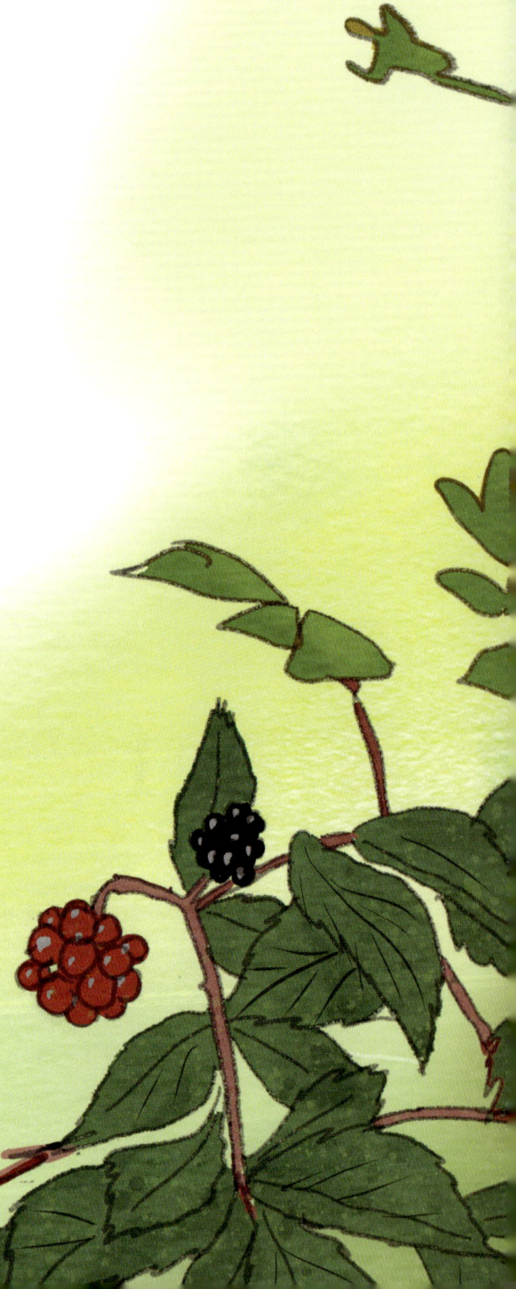

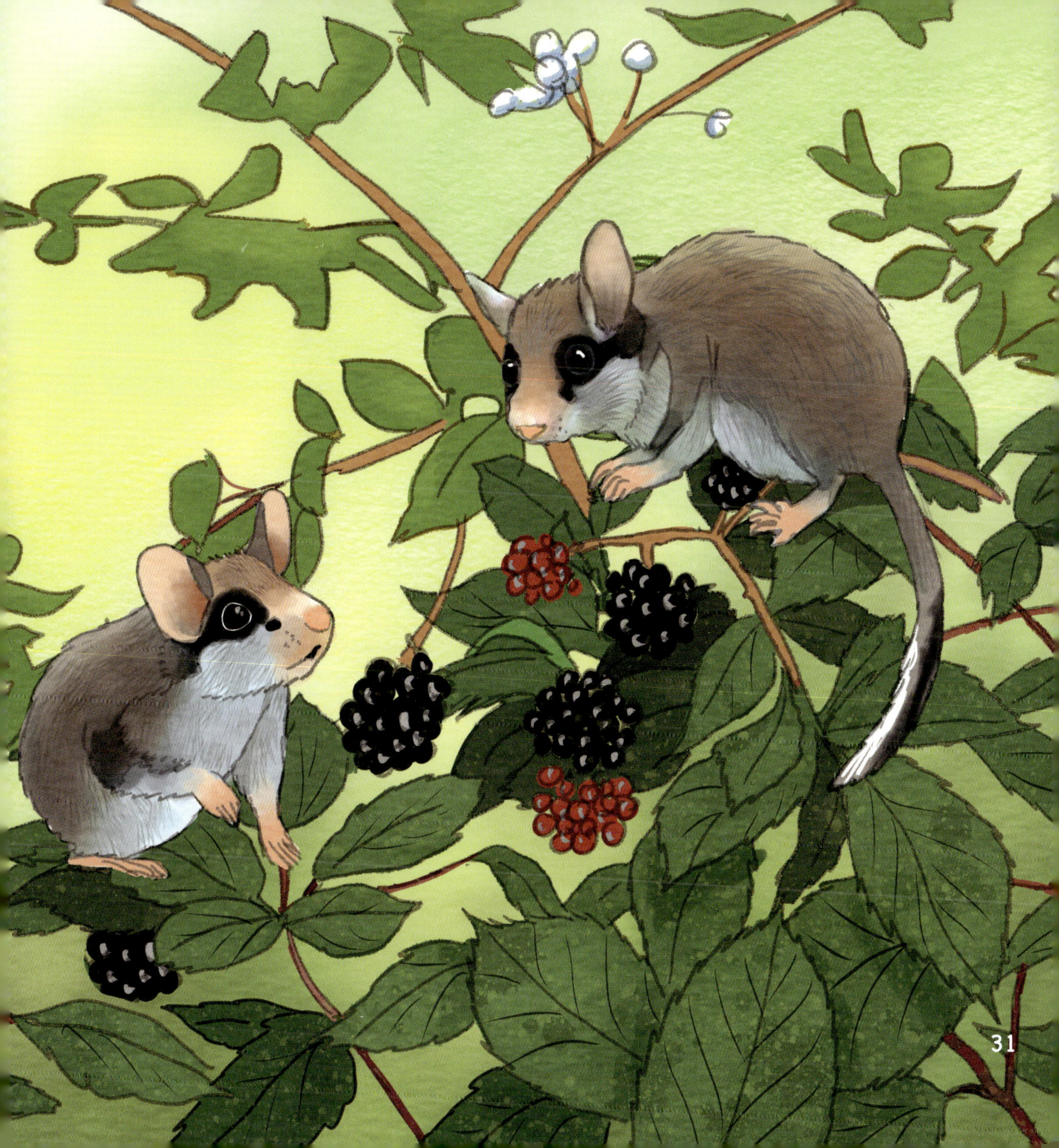

Für Speis und Trank, fürs täglich Brot
wir danken dir, o Gott!

Volksgut

Der Tisch war gedeckt,
es hat gut geschmeckt.
Der Teller ist leer,
wir danken dir, Herr.

Erwin Grosche

Gib uns unser täglich Brot,
hilf allen Menschen in der Not.
Lass uns, Herr, beim Trinken, Essen
Deine Güte nicht vergessen.
Teil uns deine Liebe aus,
füll mit Frieden Herz und Haus.

Volksgut

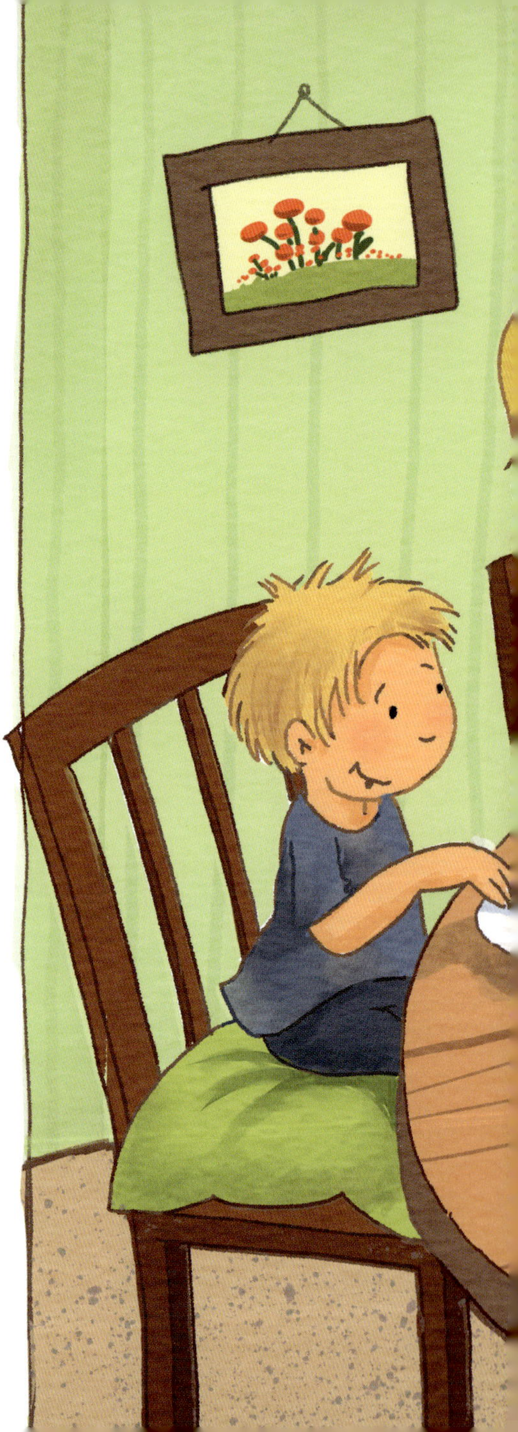

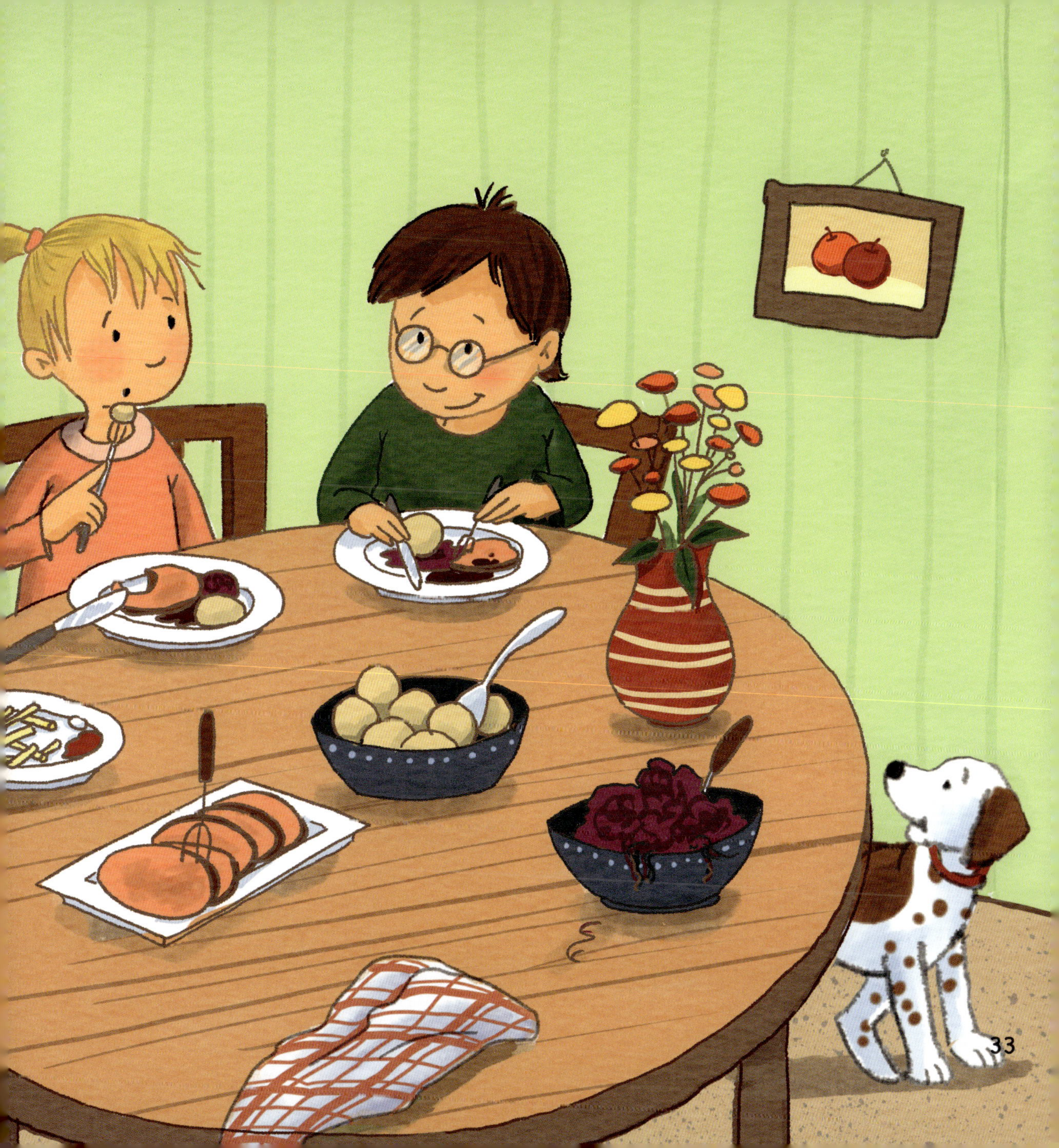

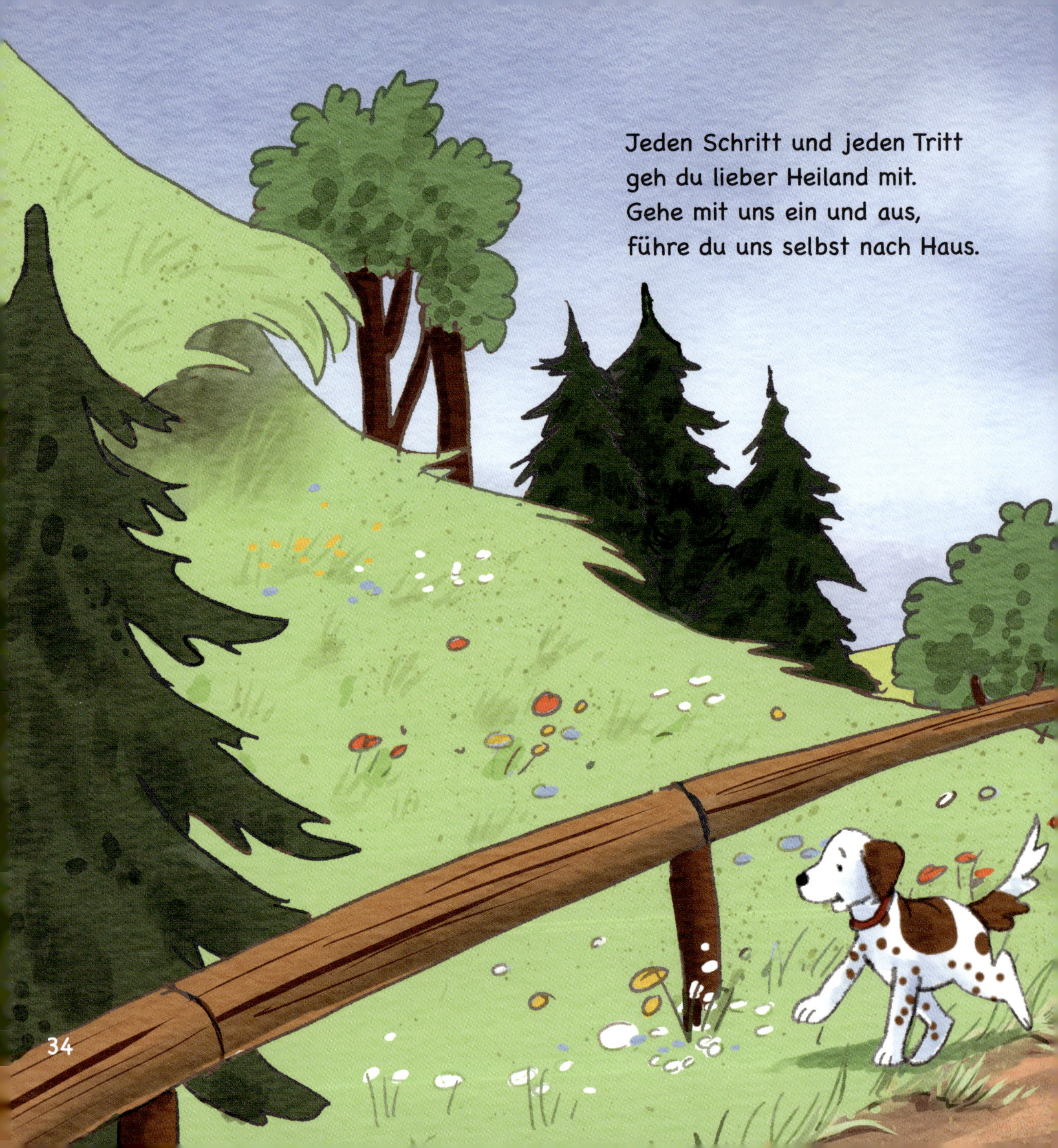

Jeden Schritt und jeden Tritt
geh du lieber Heiland mit.
Gehe mit uns ein und aus,
führe du uns selbst nach Haus.

Wo ich gehe, wo ich stehe,
bist du lieber Gott bei mir,
wenn ich dich auch niemals sehe,
weiß ich sicher, du bist hier.

Volksgut

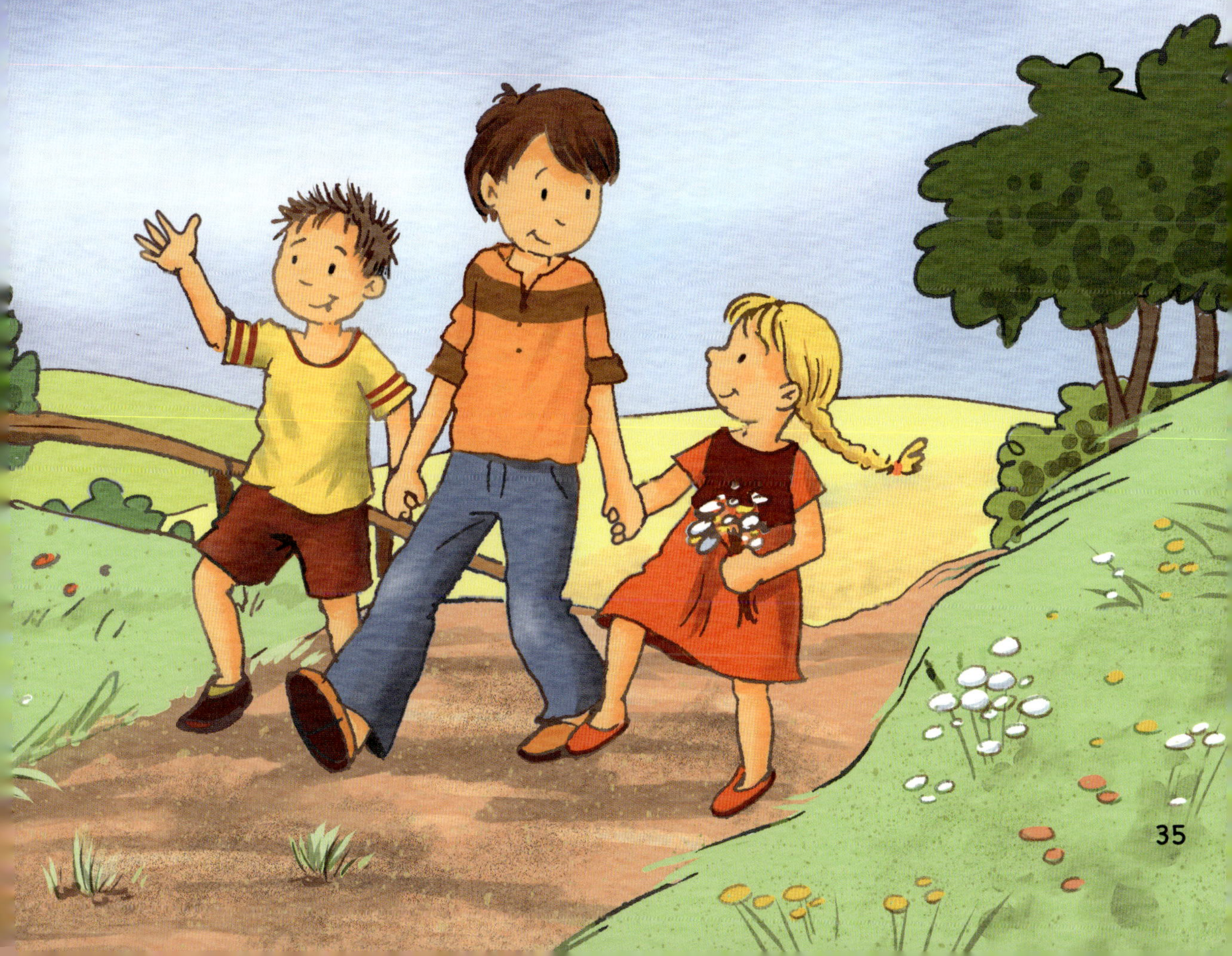

Die Blumen und Vögel
sind längst schon zur Ruh,
jetzt mache auch ich
meine Augen gleich zu.
Ruhig schlaf ich, ruhig träum ich
die ganze Nacht,
weil droben im Himmel
mein Gott mich bewacht.

Volksgut

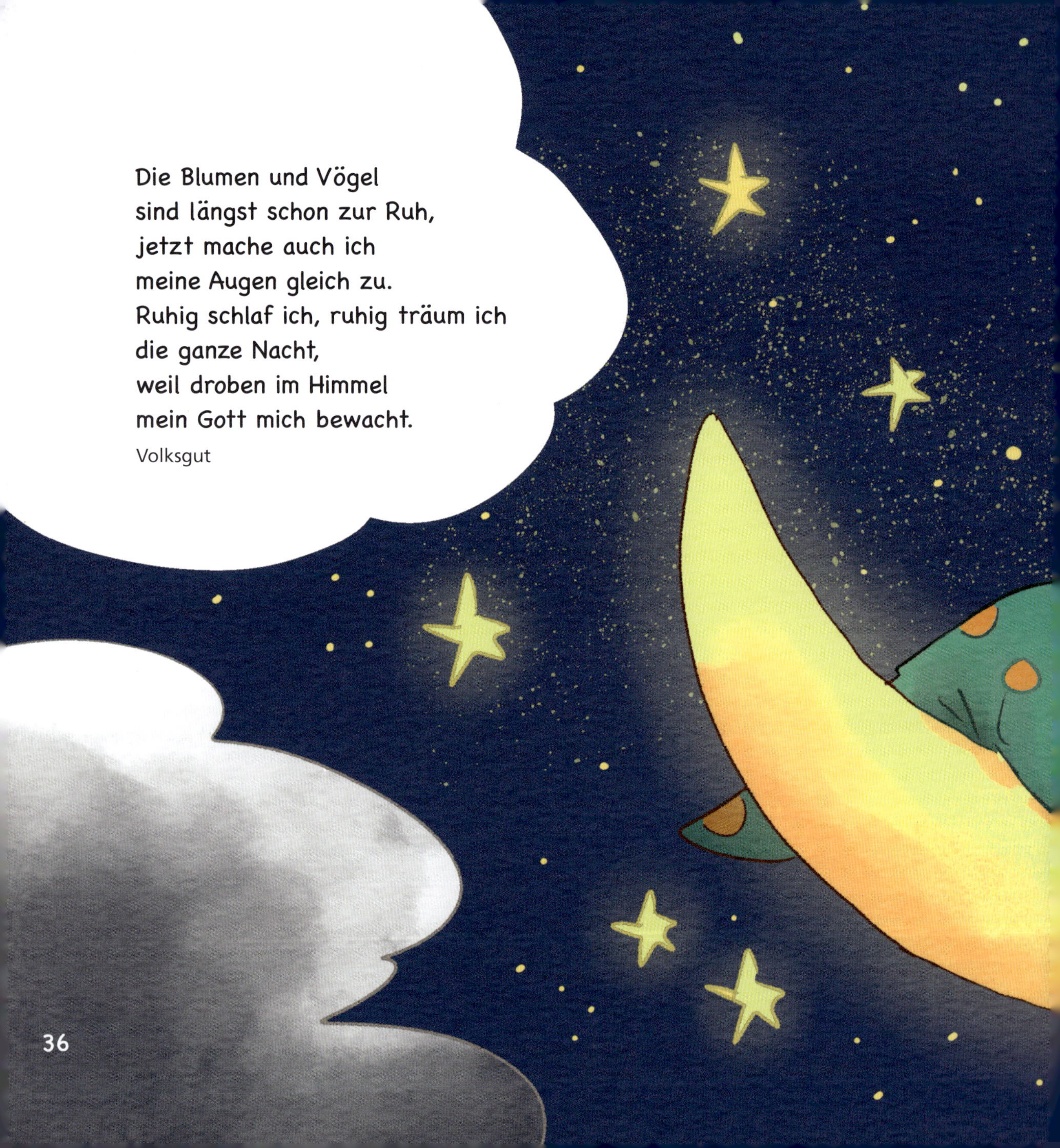

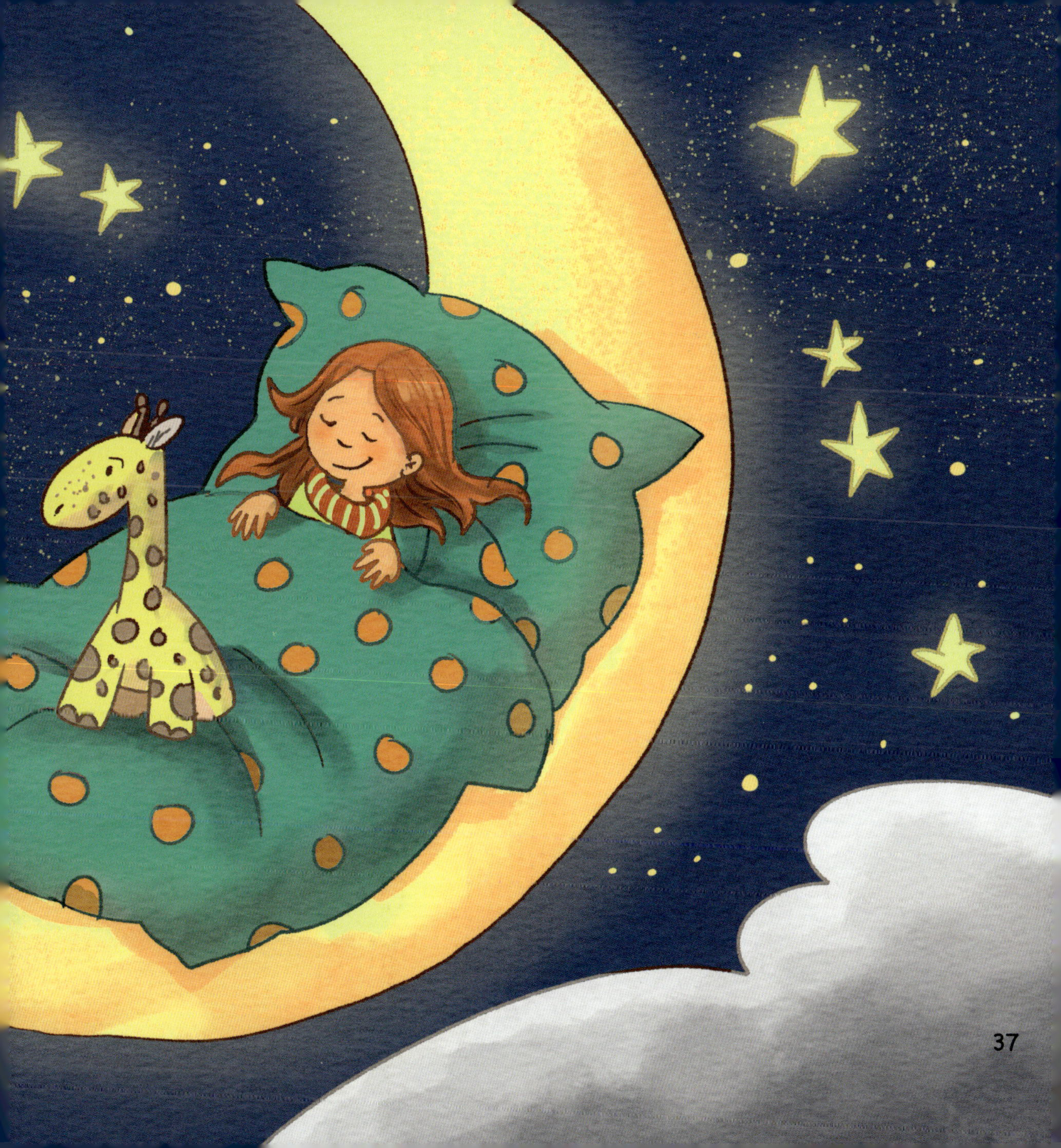

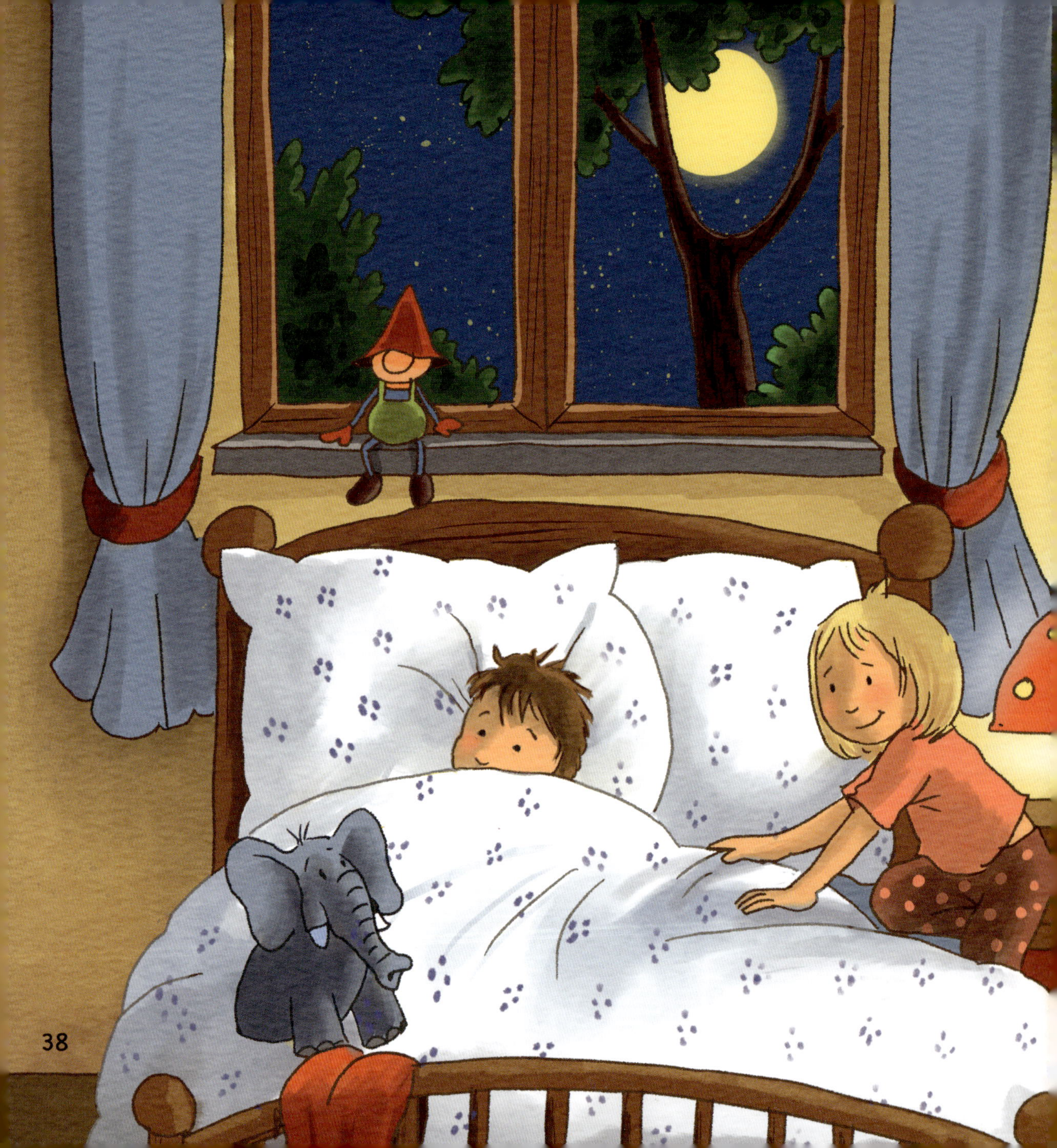

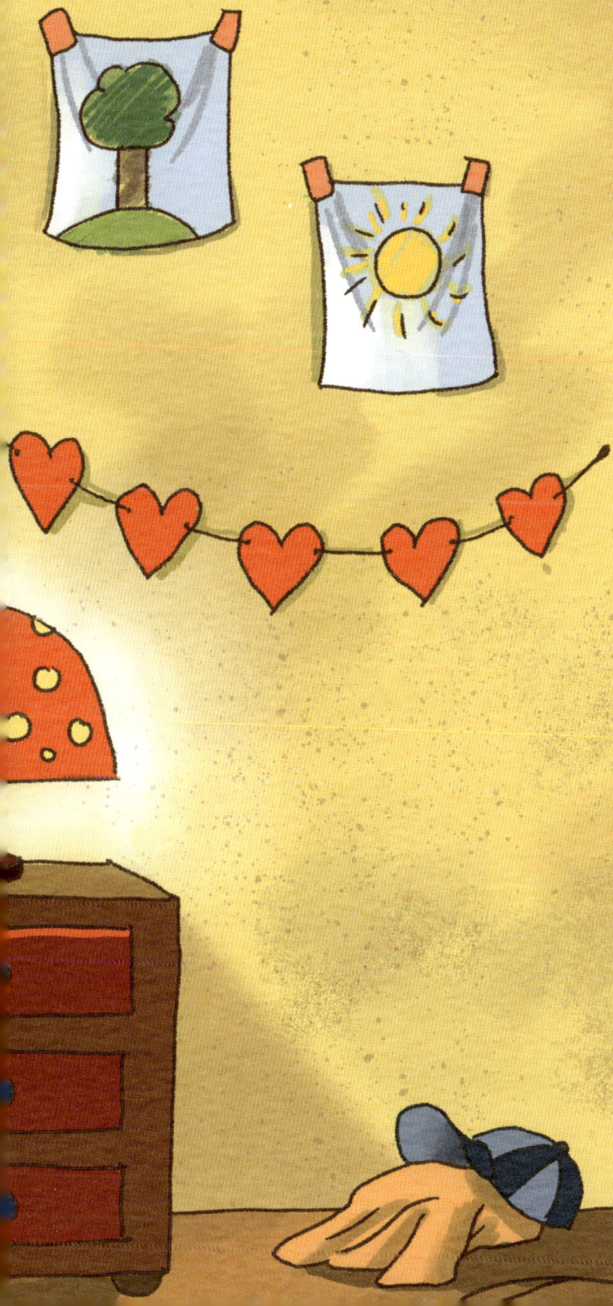

Müde bin ich, geh zur Ruh,
schließe meine Augen zu.
Vater, lass die Augen dein
über meinem Bette sein.

Alle, die mir sind verwandt,
Herr, lass ruhn in deiner Hand.
Alle Menschen, groß und klein,
sollen dir befohlen sein.

Müden Herzen sende Ruh,
nasse Augen schließe zu,
lass den Mond am Himmel stehn
und die stille Welt besehn.

Luise Hensel

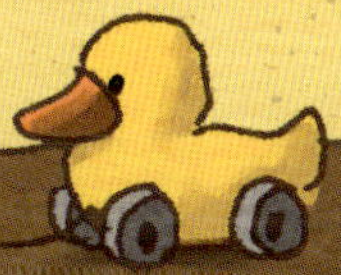

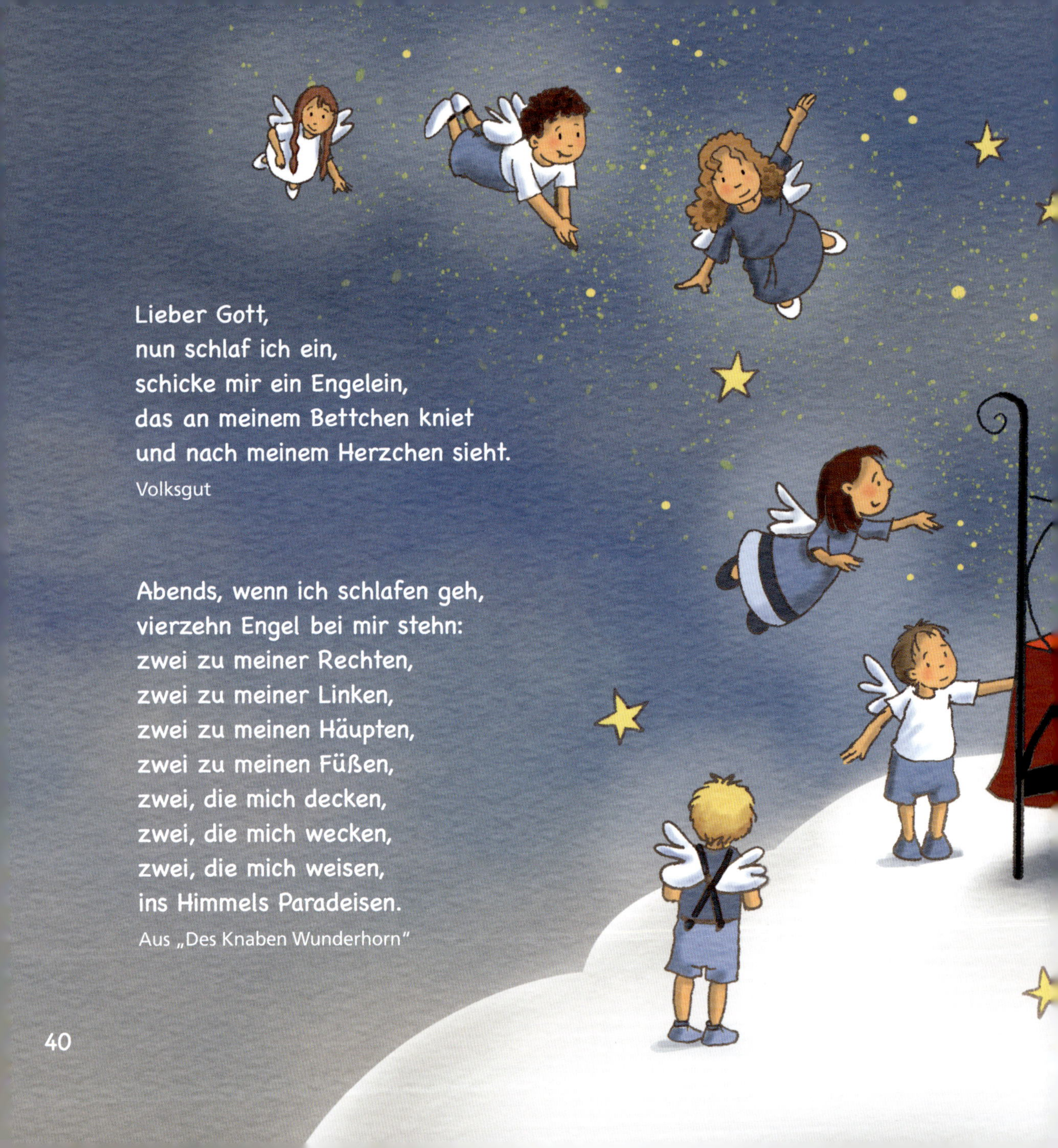

Lieber Gott,
nun schlaf ich ein,
schicke mir ein Engelein,
das an meinem Bettchen kniet
und nach meinem Herzchen sieht.
Volksgut

Abends, wenn ich schlafen geh,
vierzehn Engel bei mir stehn:
zwei zu meiner Rechten,
zwei zu meiner Linken,
zwei zu meinen Häupten,
zwei zu meinen Füßen,
zwei, die mich decken,
zwei, die mich wecken,
zwei, die mich weisen,
ins Himmels Paradeisen.
Aus „Des Knaben Wunderhorn"

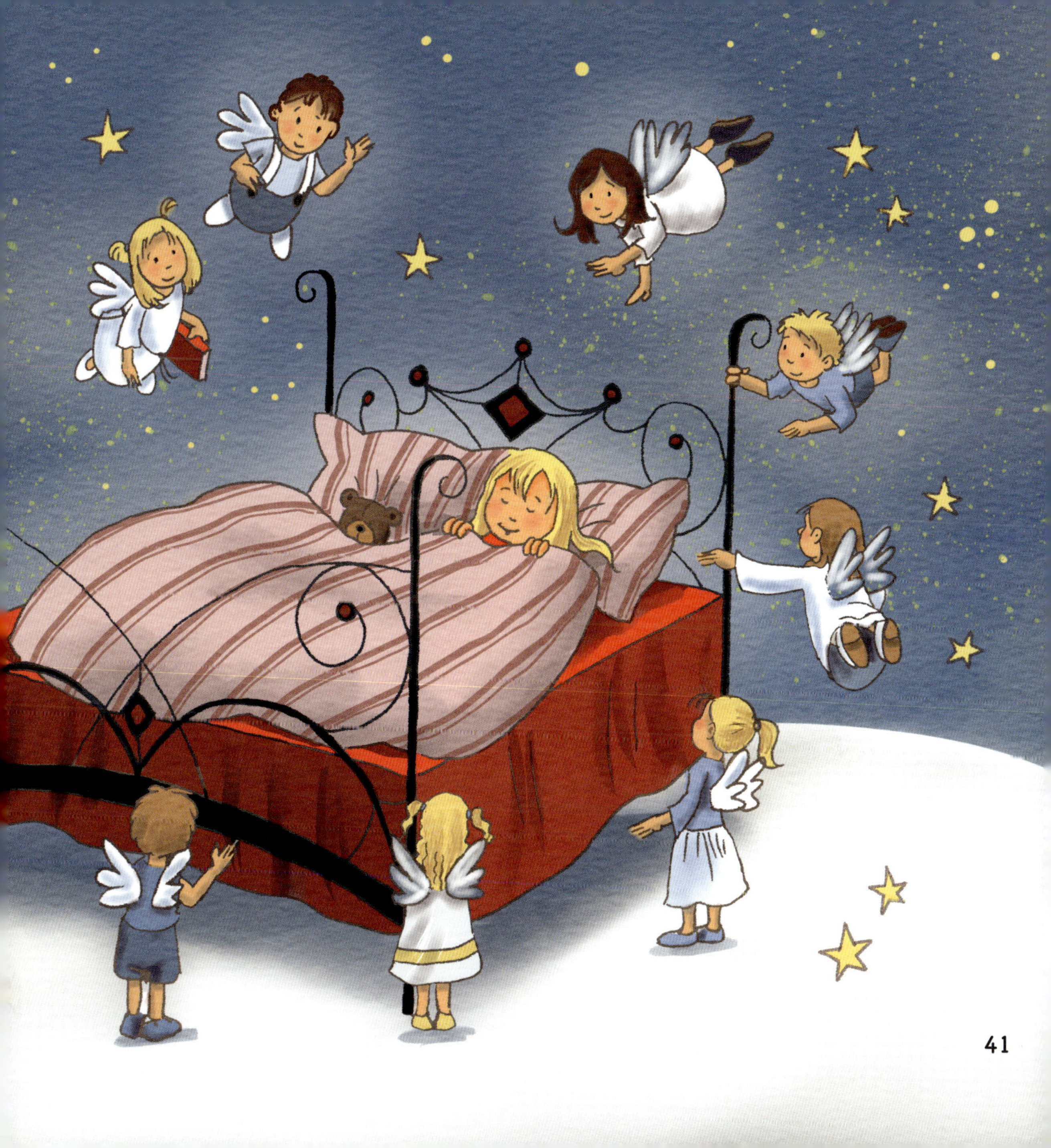

Lieber Gott, mein Kopf ist voll,
denn der Tag war einfach toll.
Morgen kommt ein neuer Tag.
Schenk mir einen, den ich mag.

Regina Schwarz

Was schön war heute, kam von dir.
Was unrecht war, vergib es mir.
Lass mich bei dir geborgen sein.
In deinem Frieden schlaf ich ein.

Volksgut

Gott, bei dir bin ich geborgen,
habe keine Angst vor morgen,
weil nach jeder dunklen Nacht
ein heller, neuer Tag erwacht.

Volksgut

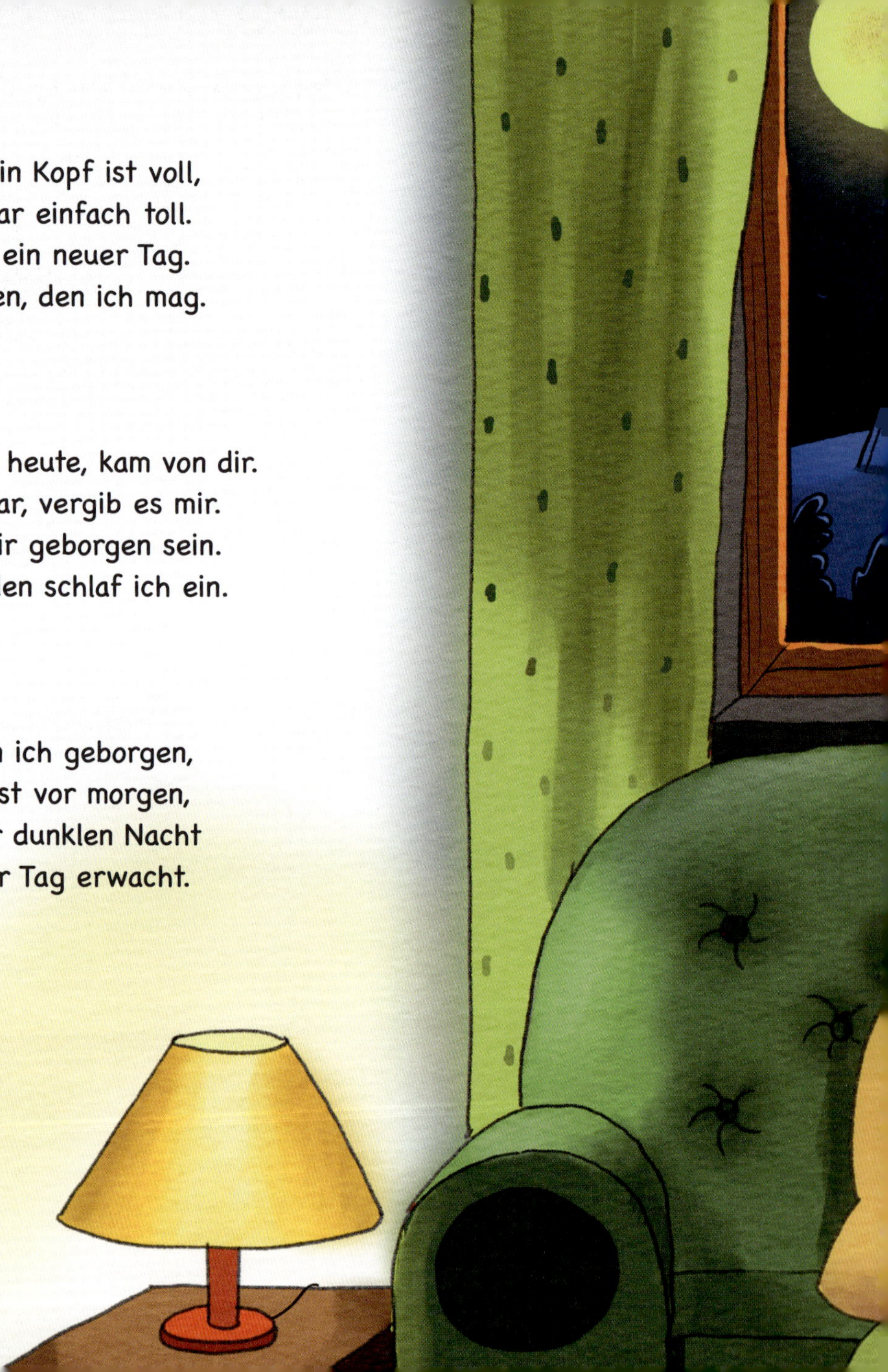

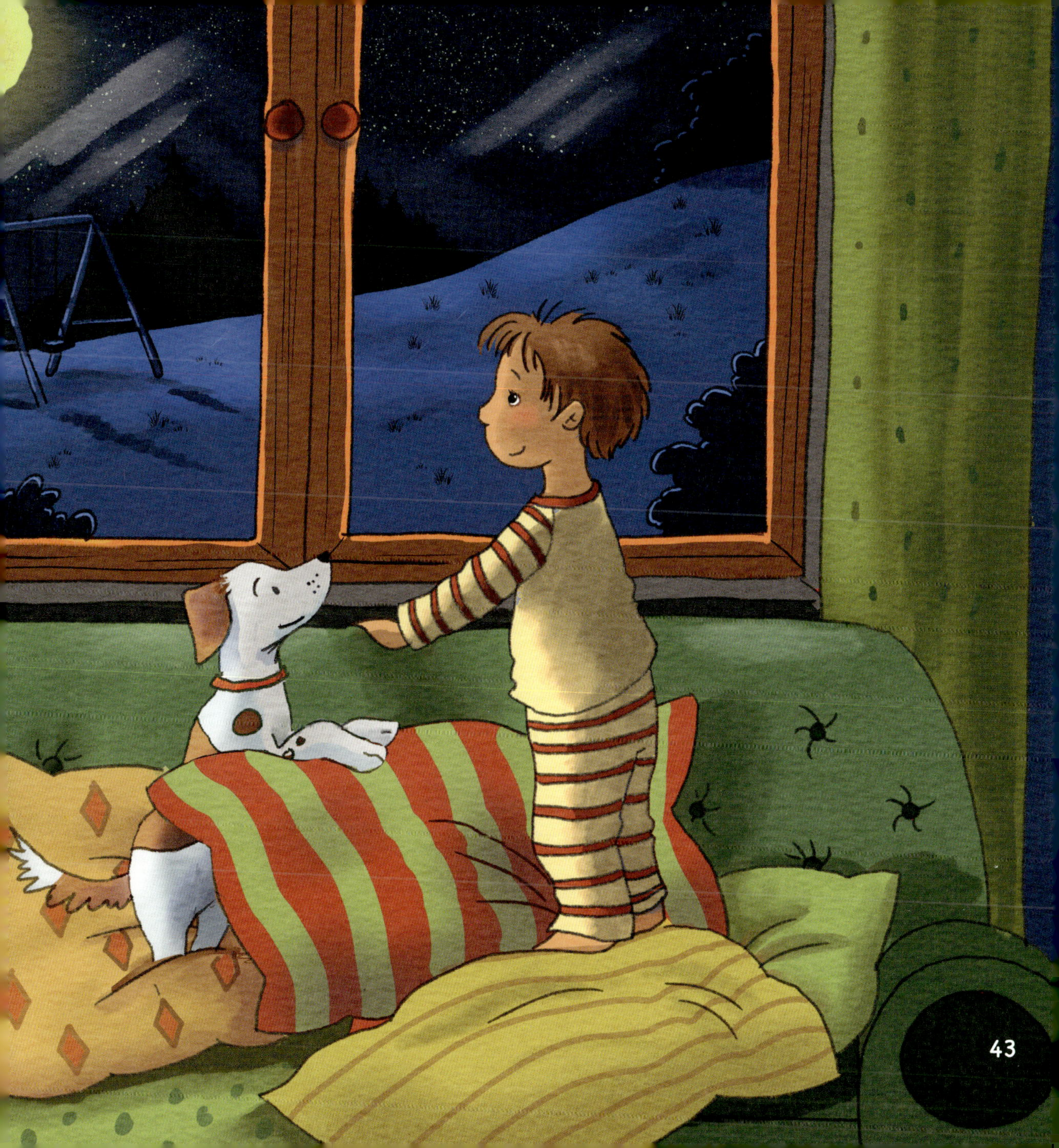

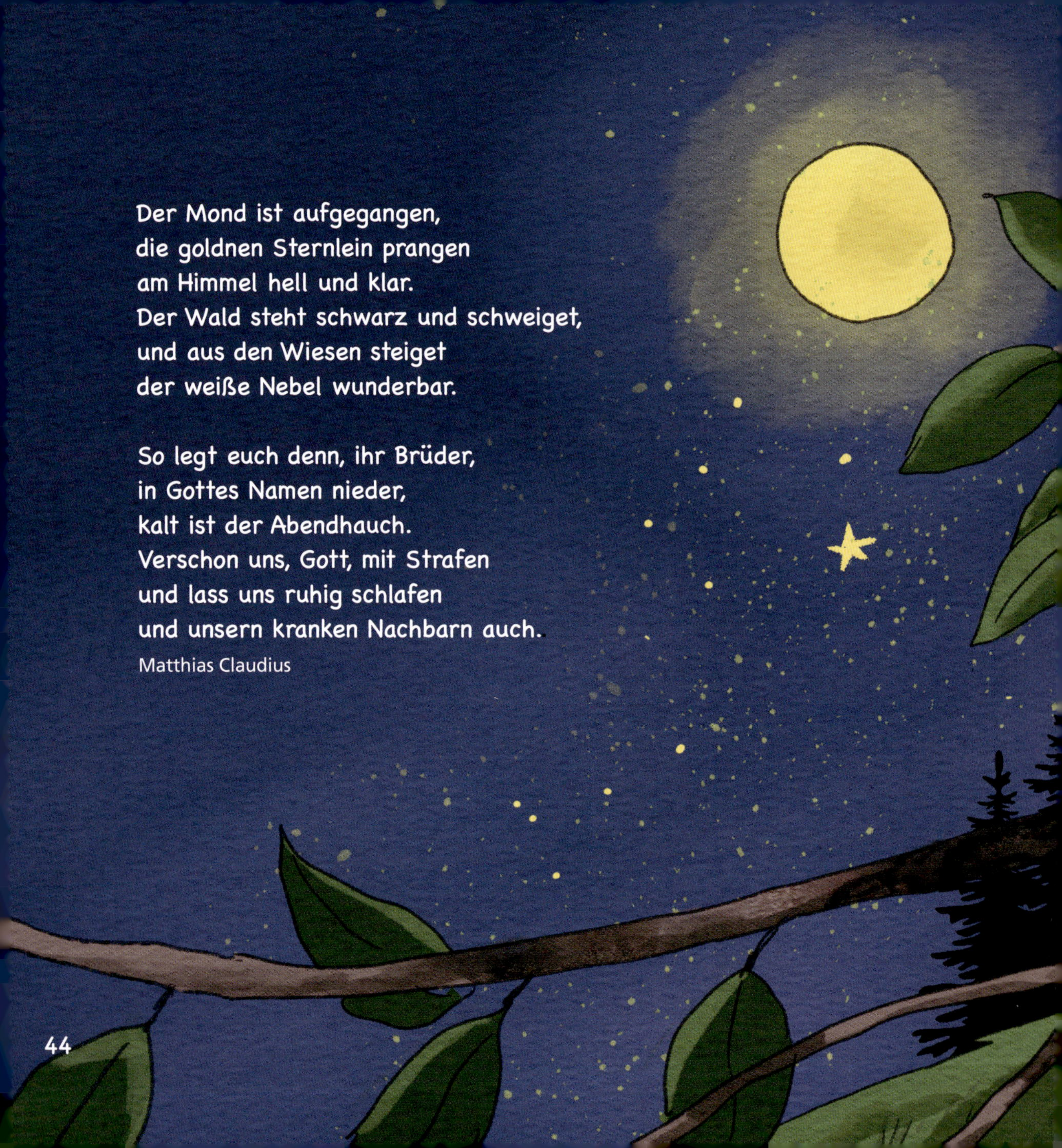

Der Mond ist aufgegangen,
die goldnen Sternlein prangen
am Himmel hell und klar.
Der Wald steht schwarz und schweiget,
und aus den Wiesen steiget
der weiße Nebel wunderbar.

So legt euch denn, ihr Brüder,
in Gottes Namen nieder,
kalt ist der Abendhauch.
Verschon uns, Gott, mit Strafen
und lass uns ruhig schlafen
und unsern kranken Nachbarn auch.

Matthias Claudius

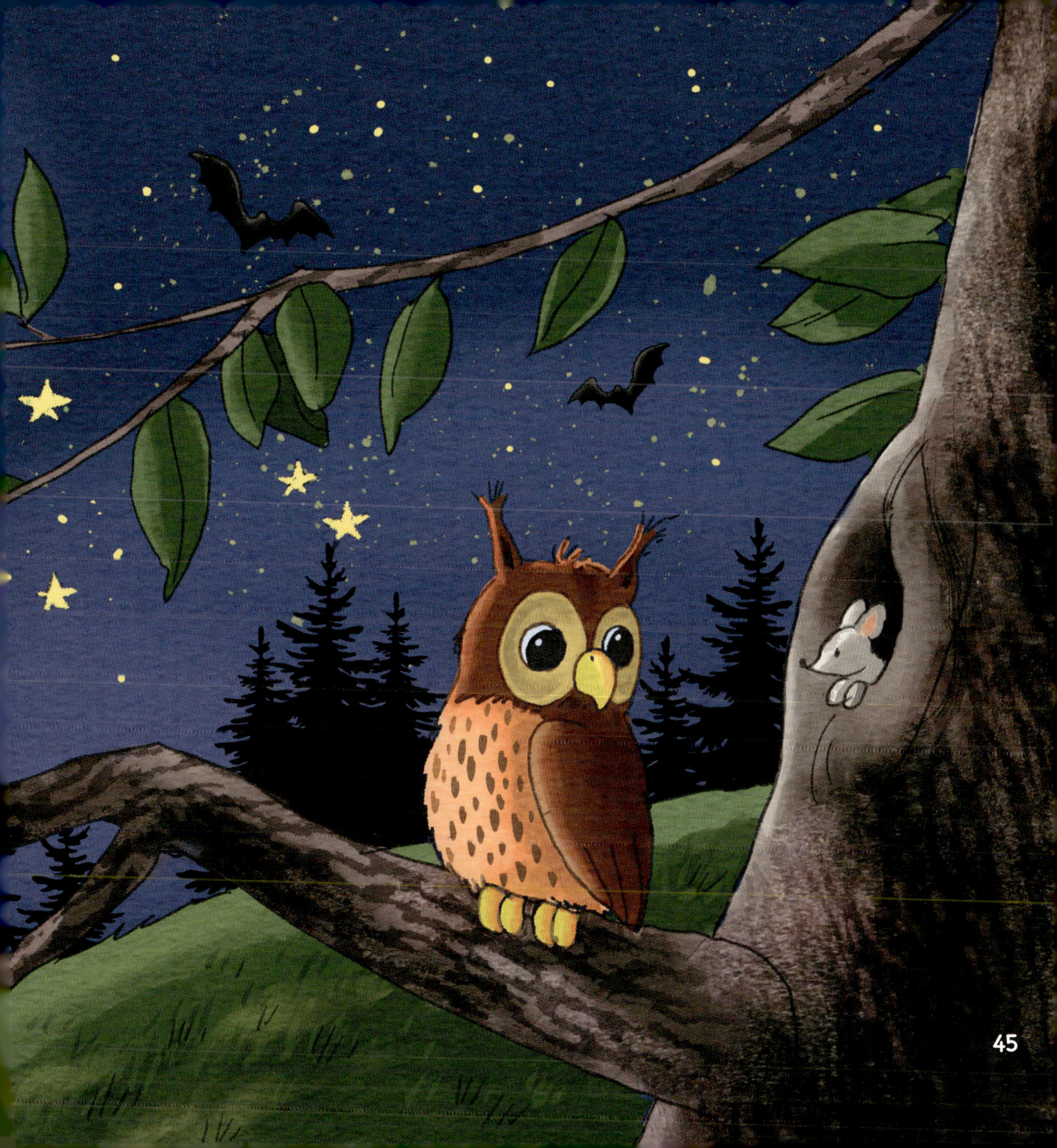

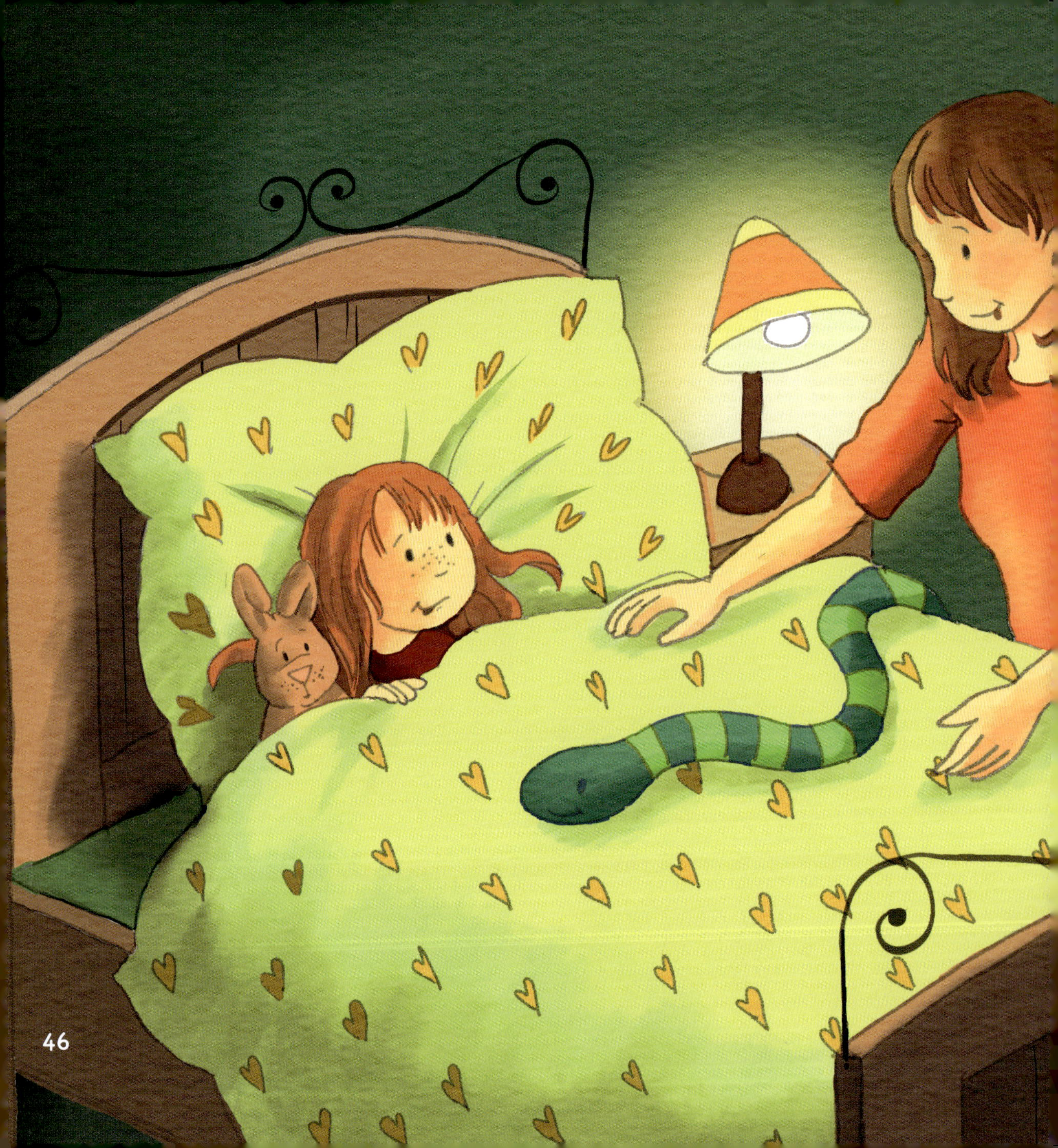

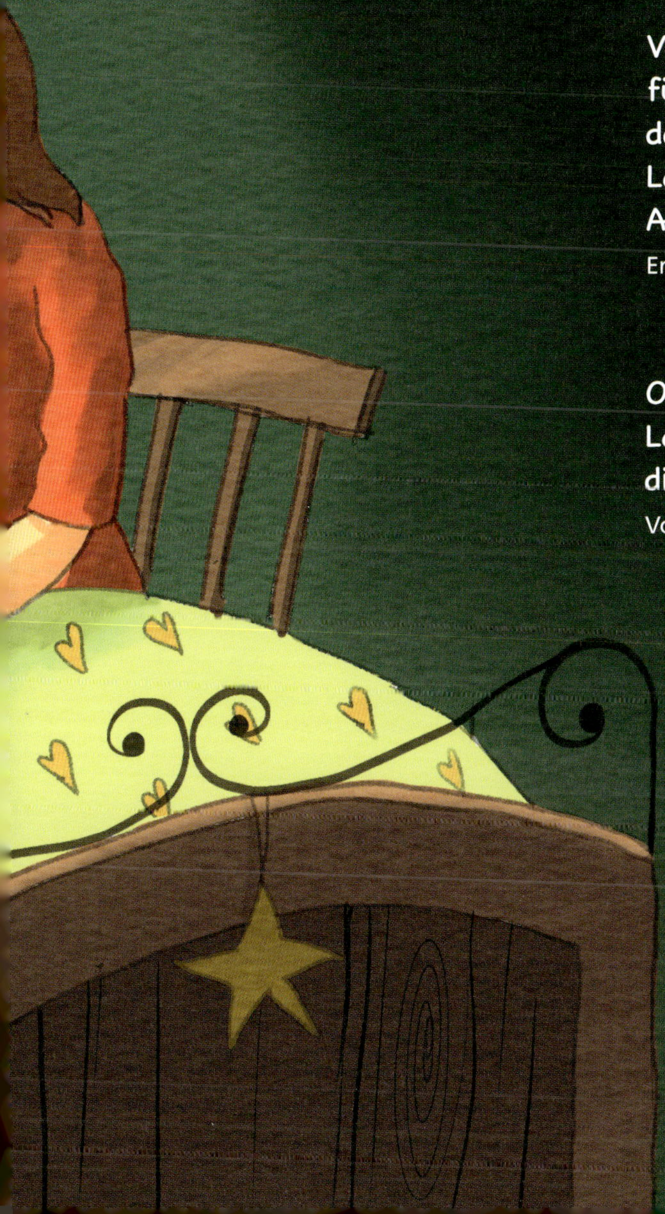

Vater, es ist heut zu spät
für ein langes Nachtgebet,
doch ein kleines fällt mir ein:
Lass mich nicht im Schlaf allein.
Amen

Erwin Grosche

O hab auf mich, dein Kindlein, acht!
Lass mich nach einer guten Nacht
die Sonne fröhlich schauen.

Volksgut

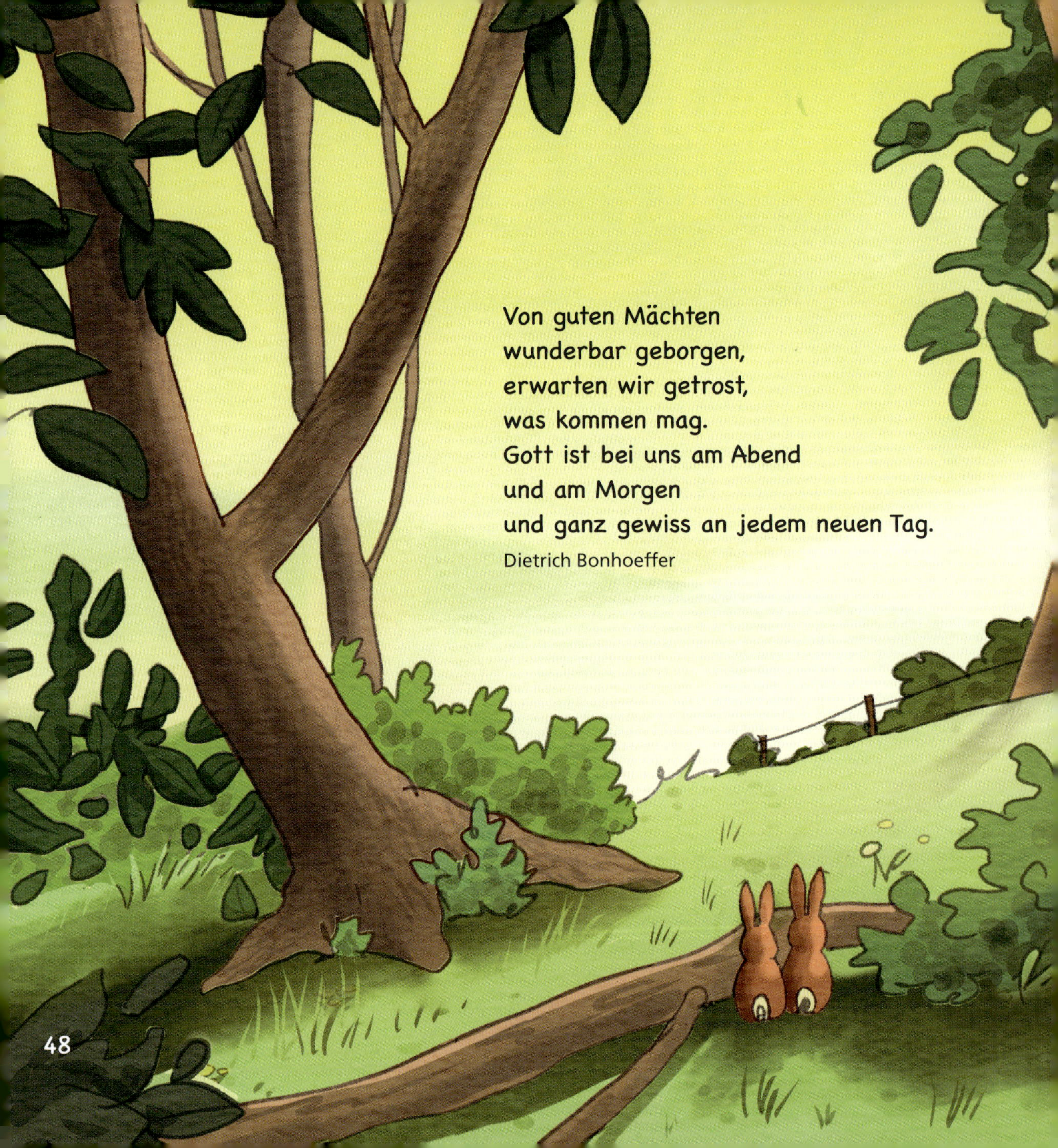

Von guten Mächten
wunderbar geborgen,
erwarten wir getrost,
was kommen mag.
Gott ist bei uns am Abend
und am Morgen
und ganz gewiss an jedem neuen Tag.

Dietrich Bonhoeffer

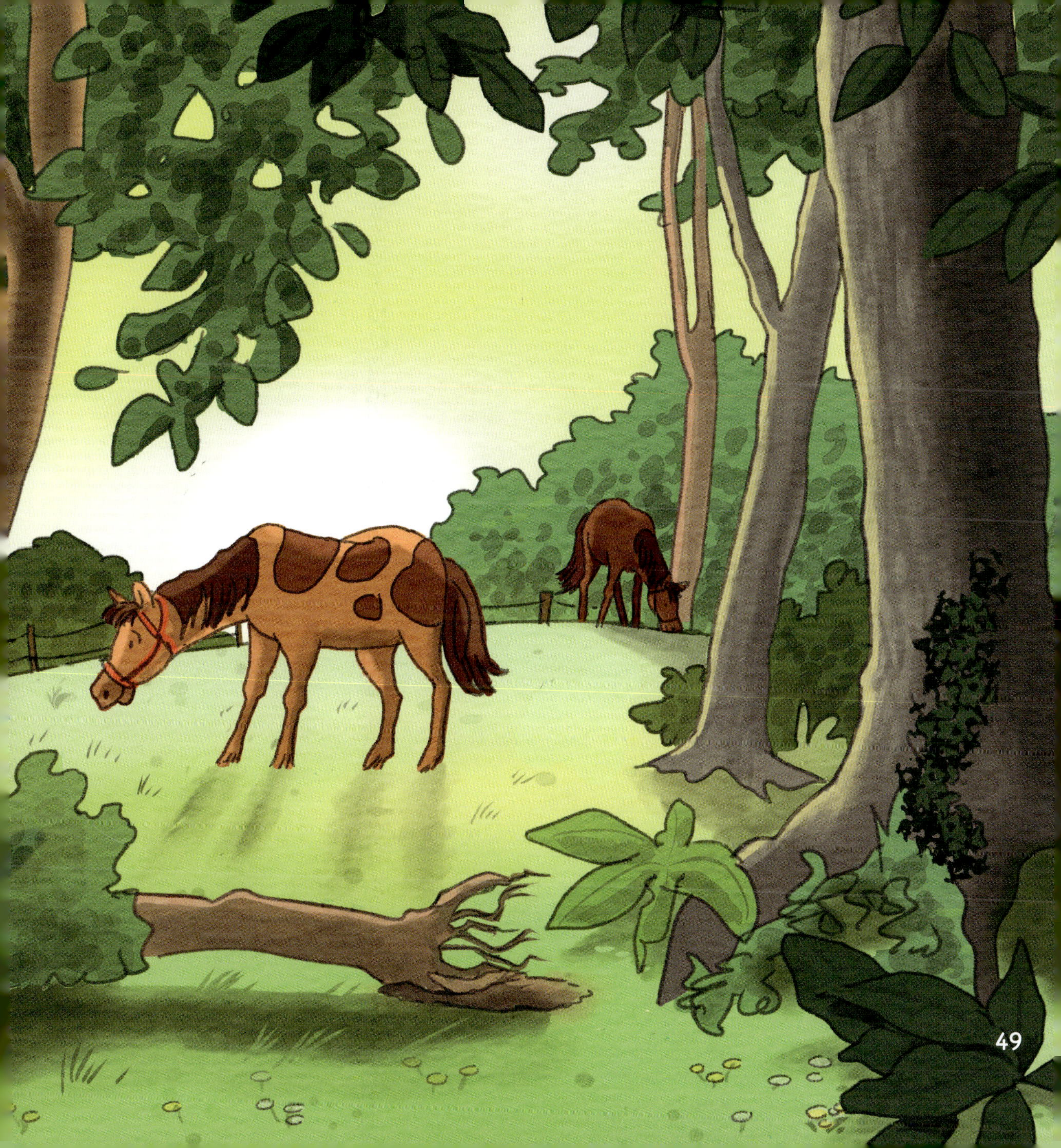

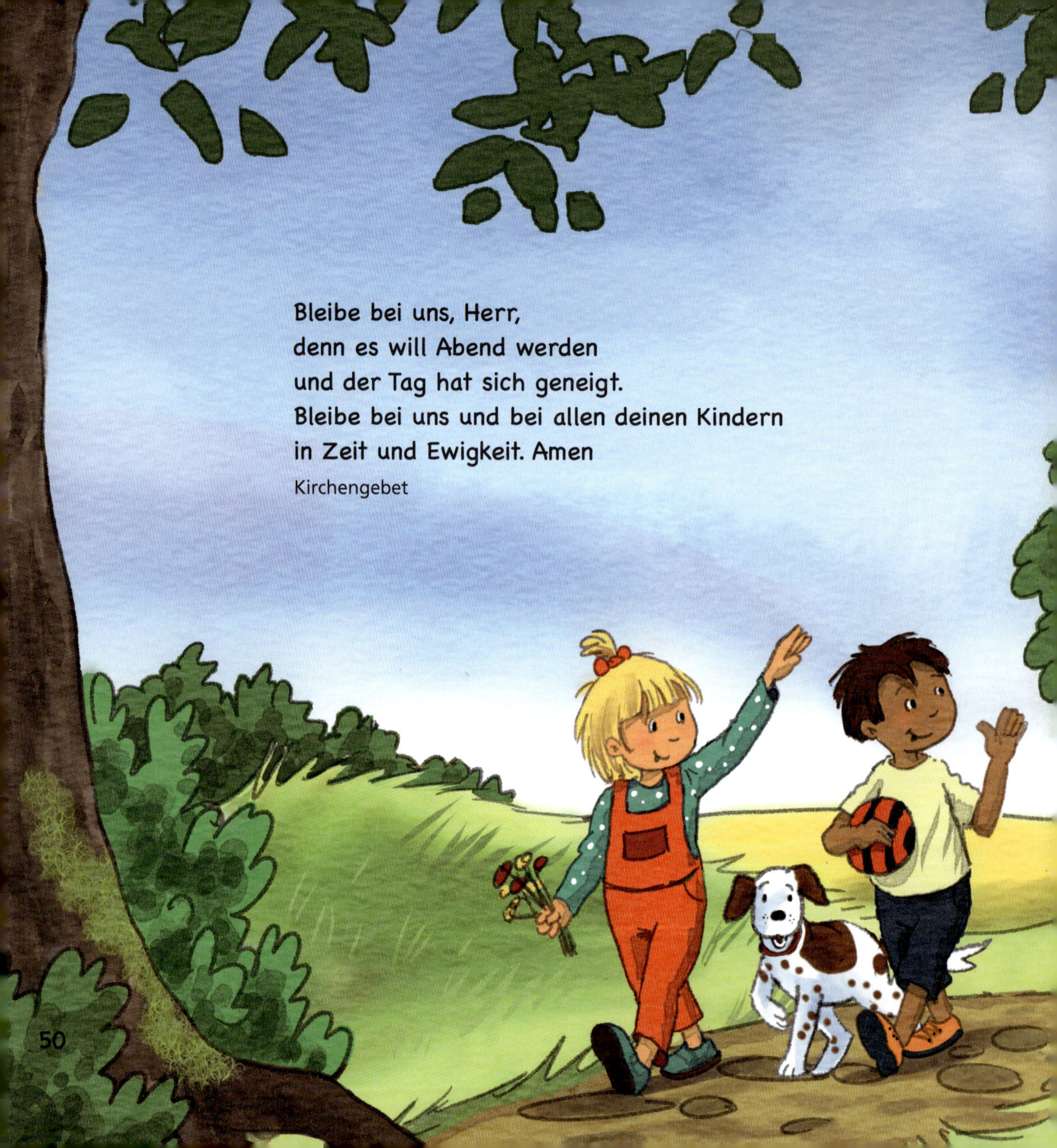

Bleibe bei uns, Herr,
denn es will Abend werden
und der Tag hat sich geneigt.
Bleibe bei uns und bei allen deinen Kindern
in Zeit und Ewigkeit. Amen

Kirchengebet

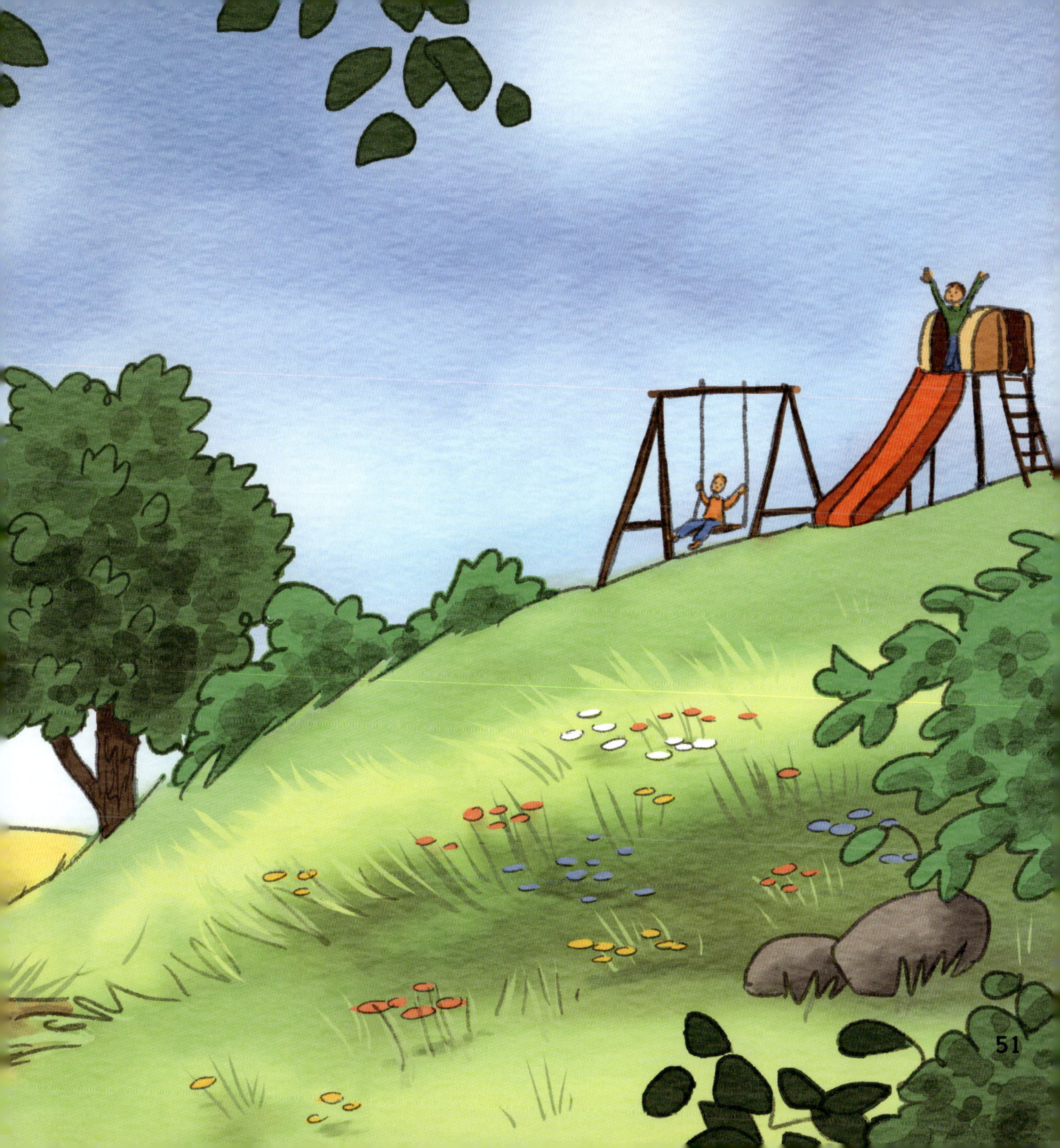

Muh macht die Kuh, Mäh macht das Schaf,
schick du, lieber Gott, auch den Tieren den Schlaf.
Ich kuschele mich ein, ich gebe jetzt Ruh
und schließe zur Nacht beide Augen zu.

Regina Schwarz

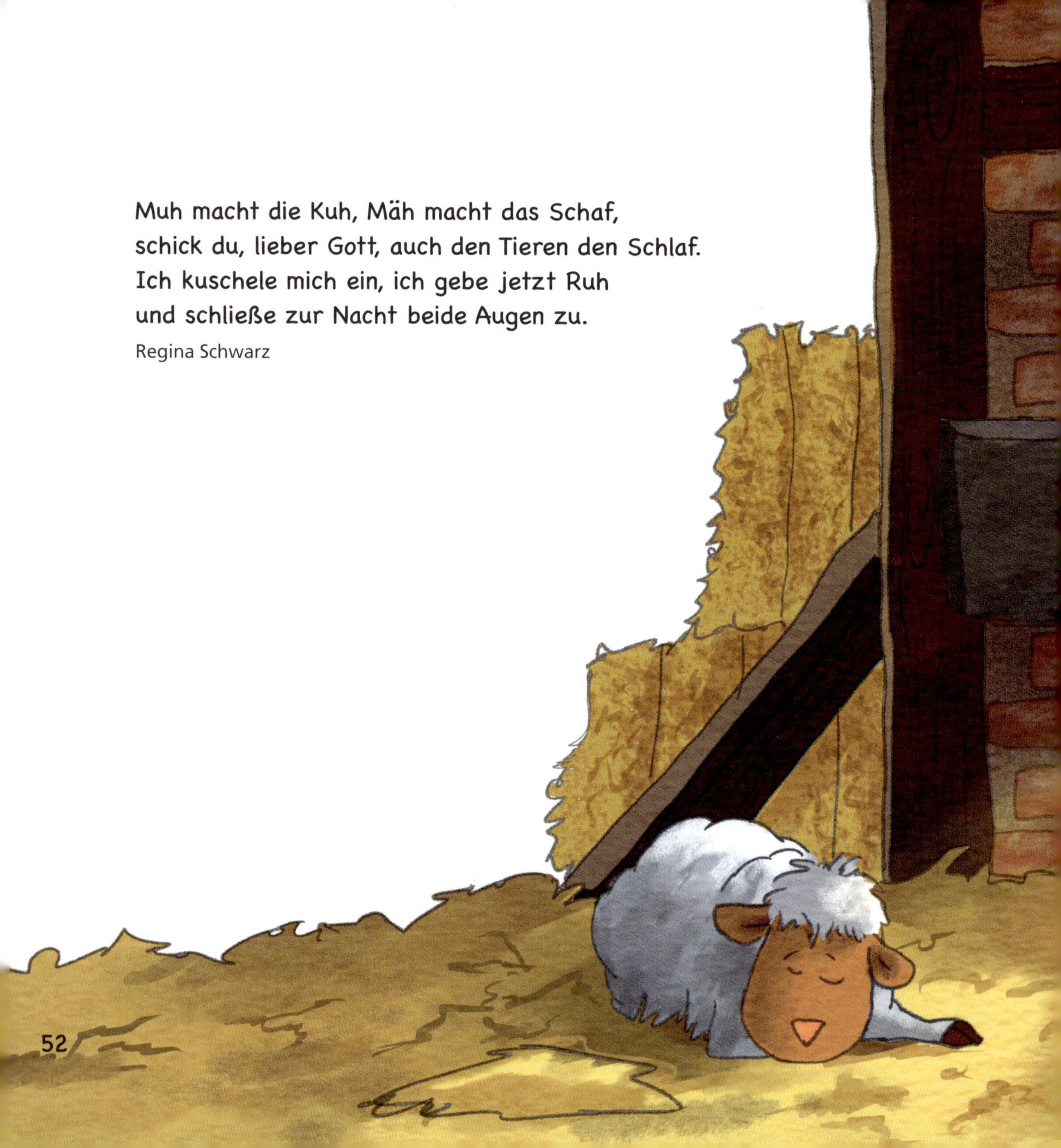

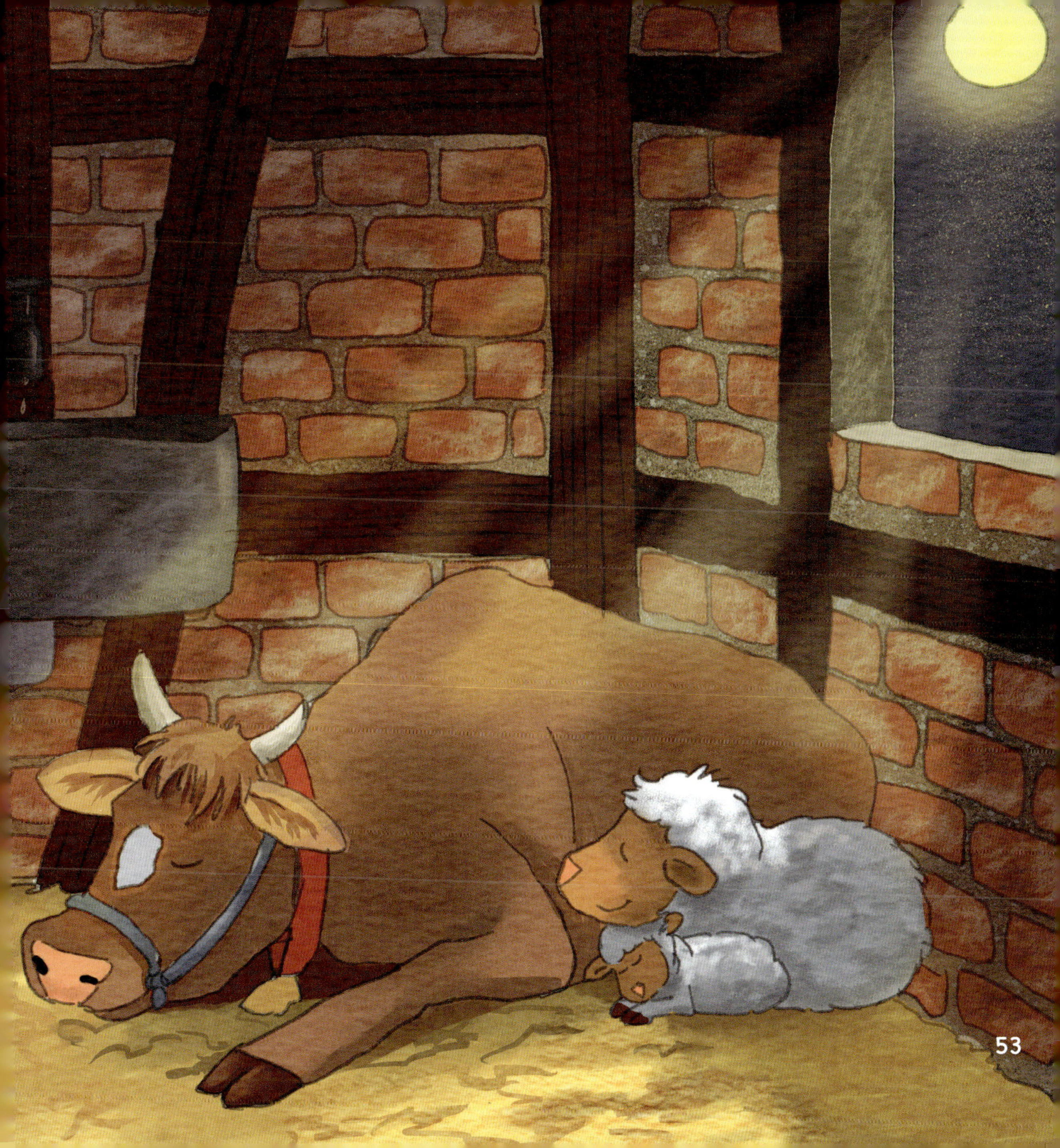

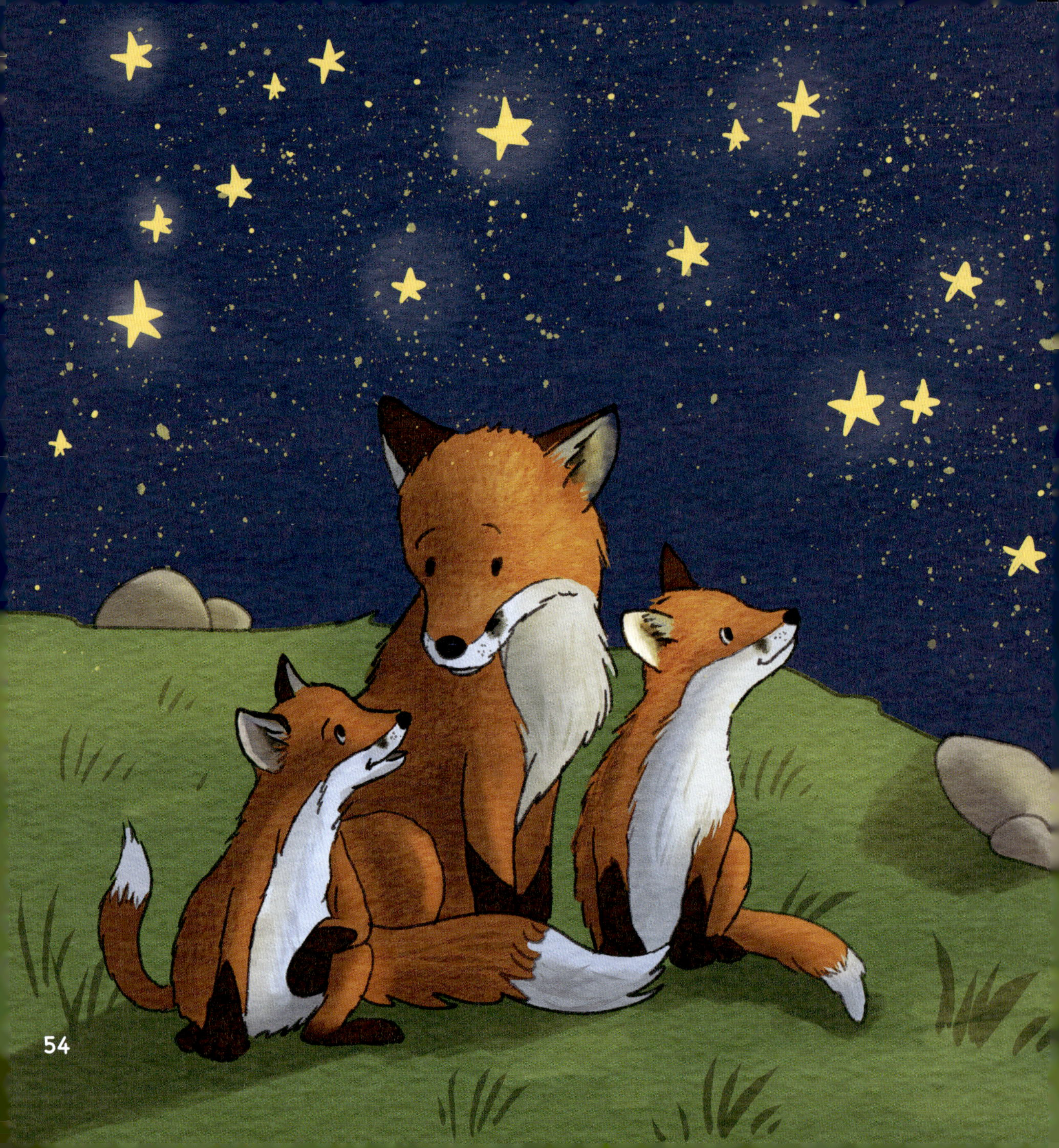

Weißt du, wie viel Sternlein stehen an dem blauen Himmelszelt?
Weißt du, wie viel Wolken gehen weithin über alle Welt?
Gott, der Herr, hat sie gezählet, dass ihm auch nicht eines fehlet
an der ganzen großen Zahl.

Weißt du, wie viel Mücklein spielen in der heißen Sonnenglut?
Wie viel Fischlein auch sich kühlen in der hellen Wasserflut?
Gott, der Herr, rief sie mit Namen, dass sie all' ins Leben kamen,
dass sie nun so fröhlich sind.

Weißt du, wie viel Kinder frühe steh'n aus ihrem Bettlein auf,
dass sie ohne Sorg' und Mühe fröhlich sind im Tageslauf?
Gott im Himmel hat an allen seine Lust, sein Wohlgefallen,
kennt auch dich und hat dich lieb.

Wilhelm Hey

Dank sei dir, Gott, Vater.
Halt das Böse von uns fern, lass das Gute uns vermehr'n.
Dank sei dir, Gott, Vater.
Deine Kraft und Herrlichkeit macht sich hier auf Erden breit.
Dank sei dir, Gott, Vater.

Erwin Grosche nach dem Vaterunser

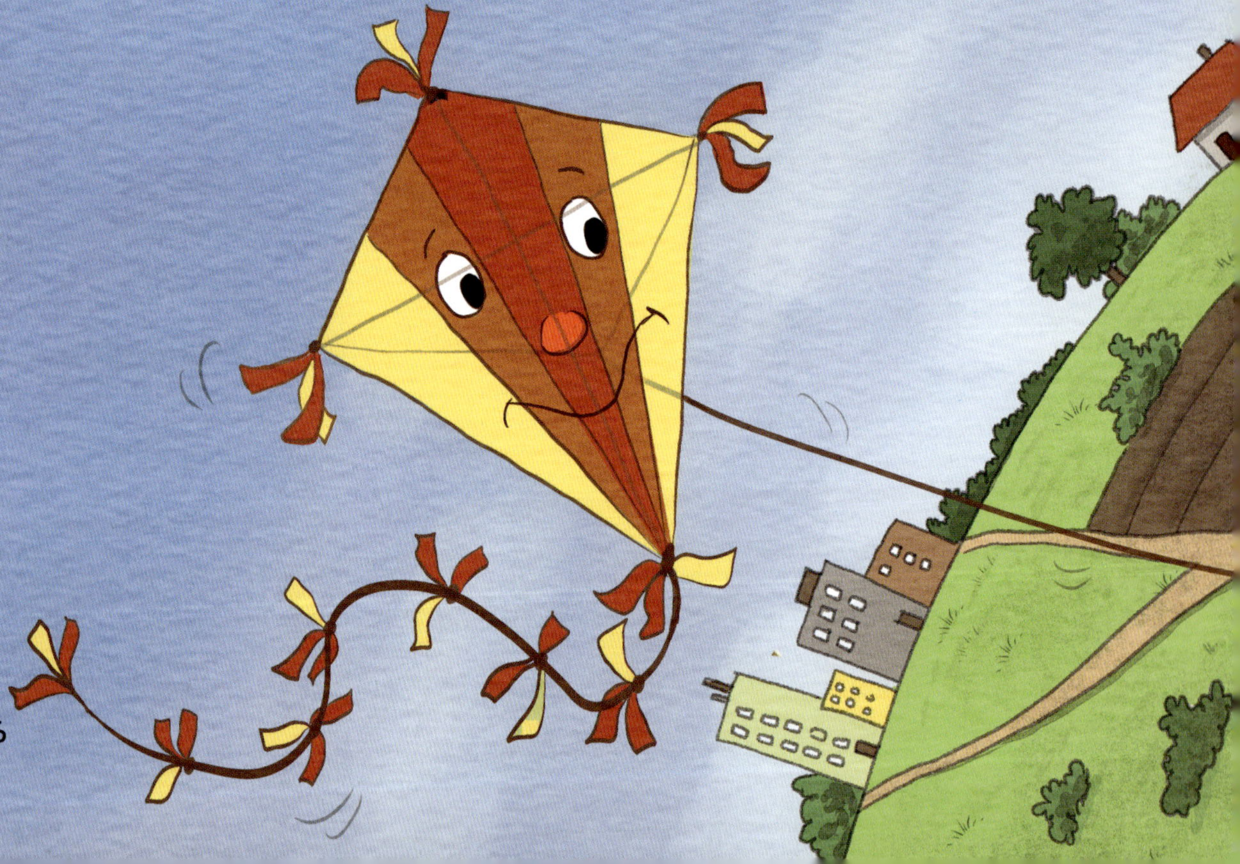

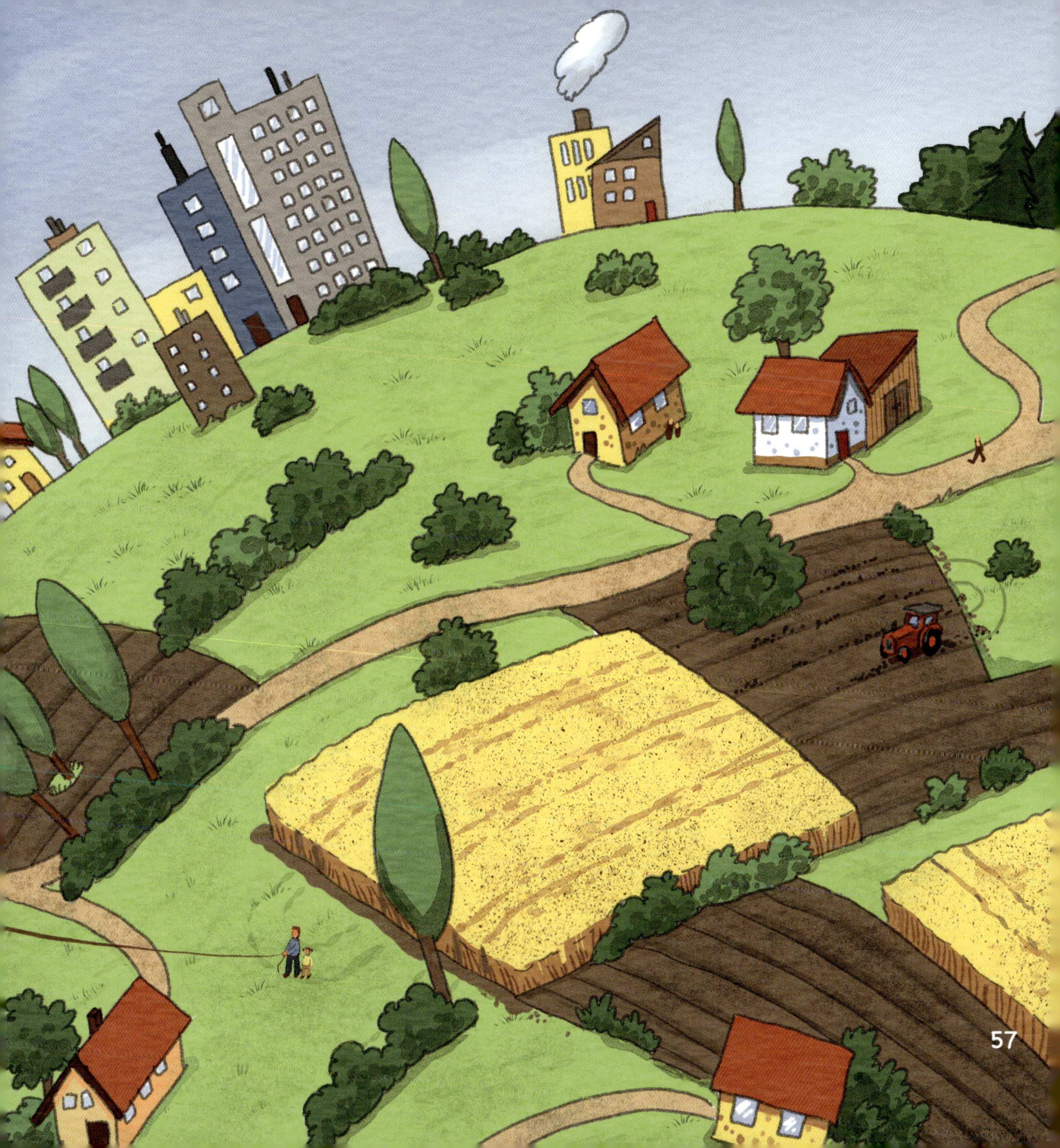

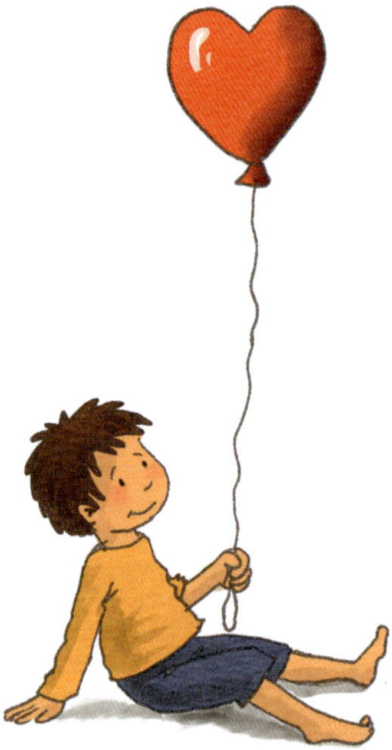

# VERZEICHNIS DER ANFANGSZEILEN

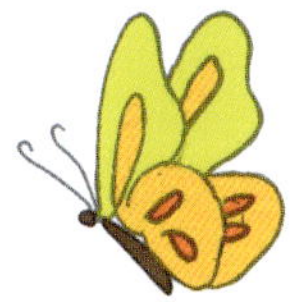

S. 12, 16, 18, 20, 32, 47, 56:
Erwin Grosche aus: Erwin Grosche/Dagmar Geisler: Mein kleines Buch der Kindergebete


S. 42, 52:
Regina Schwarz aus: Regina Schwarz/Barbara Korthues: Die schönsten Gute-Nacht-Gebete


S. 48:
Dietrich Bonhoeffer aus: „Widerstand und Ergebung"


Mehr über unsere Bücher, Autor:innen und Illustrator:innen auf:
www.thienemann.de

Diverse/Schuld, Kerstin:
Meine schönsten Kindergebete zur Taufe
ISBN 978 3 522 30659 1

Gesamtgestaltung: Kerstin Schuld

Einbandtypografie: Doris Grüniger, Buch und Grafik, Zürich
Innentypografie: Bettina Wahl
Reproduktion: Schwabenrepro, Fellbach
Druck und Bindung: Livonia Print, Riga

MIX
Papier | Fördert gute Waldnutzung
FSC® C002795

# DIE WICHTIGSTEN GESCHICHTEN AUS DER BIBEL

GABRIEL

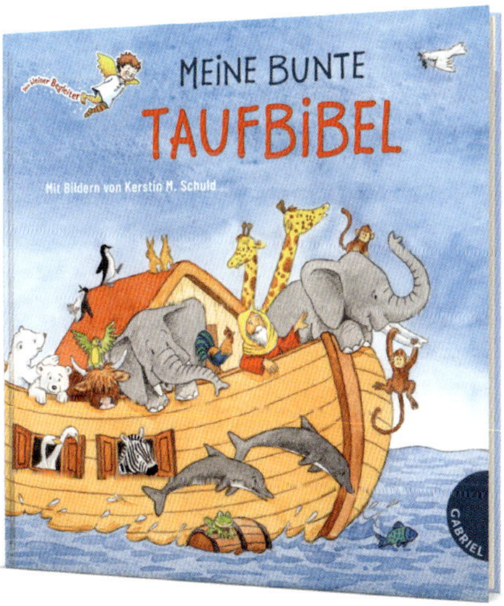


*Dörte Beutler · Kerstin M. Schuld*

**Meine bunte Taufbibel**

152 Seiten · Gebunden

ISBN 978-3-522-30585-3

In farbenfrohen Bildern und einfachen Worten lernen Kinder in diesem Buch die schönsten Geschichten aus dem Alten und Neuen Testament kennen: Von Gottes Schöpfung, Noahs Bau der Arche, Mose im Schilfkörbchen, Jona und dem Wal, der Geburt von Jesus und der Ostergeschichte wird anschaulich und kindgerecht erzählt.

Das ideale Taufgeschenk für Taufpaten, Großeltern und Eltern, mit Widmungsseite für einen persönlichen Gruß.

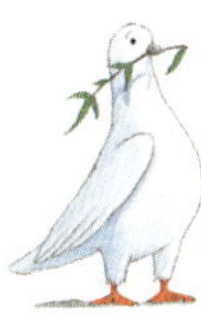

Lieblingsbücher fürs Leben.

www.thienemann.de